Onlinesüchtig?

Holger Feindel

Onlinesüchtig?

Ein Ratgeber für Betroffene und Angehörige

Patmos Verlag

VERLAGSGRUPPE PATMOS

PATMOS
ESCHBACH
GRÜNEWALD
THORBECKE
SCHWABEN

Die Verlagsgruppe
mit Sinn für das Leben

Copyrights der Abbildungen:
Fotos Waage (S. 72) und Ampel (S. 84): Manfred Gortner.
Zeichnung Schweinehund (S. 106): Ulrike Wenzel-Schütz.
Material 3 KVB: Petry, Sobottka, Meinke, unveröffentlichtes Material.
Material 4 KPC: © J. Petry: Dysfunktionaler und pathologischer PC- und Internet-Gebrauch, Hogrefe 2010.

MIX
Papier aus verantwortungsvollen Quellen
FSC® C083411
FSC www.fsc.org

Für die Schwabenverlag AG ist Nachhaltigkeit ein wichtiger Maßstab ihres Handelns. Wir achten daher auf den Einsatz umweltschonender Ressourcen und Materialien.

Bibliografische Information der Deutschen Nationalbibliothek
Die Deutsche Nationalbibliothek verzeichnet diese Publikation in der Deutschen Nationalbibliografie; detaillierte bibliografische Daten sind im Internet über http://dnb.d-nb.de abrufbar.

www.patmos.de

Umschlaggestaltung: Finken & Bumiller, Stuttgart
Druck: CPI – Ebner & Spiegel, Ulm
Hergestellt in Deutschland
ISBN 978-3-8436-0655-4 (Print)
ISBN 978-3-8436-0685-1 (eBook)

Inhalt

Einleitung

»Können Sie sich vorstellen, einen Ratgeber für Onlinesüchtige zu schreiben?« Nach einem Fernsehbeitrag über unsere Klinik kam am nächsten Tag diese telefonische Anfrage. Mehrere hundert Patienten hatte ich bis dahin behandelt, über zehn Jahre Erfahrung habe ich mit diesem Krankheitsbild.

Trotzdem: Kann ich das?

Kann ich Menschen helfen, erste Schritte aus dem Problemverhalten herauszugehen, ohne sie vor mir zu sehen? Ohne die Hilfe einer Klinik im Rücken?

Kann ich Menschen helfen, das Problem frühzeitig zu erkennen?

Kann ich Angehörigen helfen, ein besseres Verständnis für die Betroffenen zu entwickeln?

Letztendlich habe ich mir diese Fragen mit Ja beantwortet. In all den Jahren habe ich unendlich viel von meinen Patienten gelernt. Sie ließen mich an ihren Gedanken und Gefühlen teilhaben. Ich konnte lernen, sie und ihre Faszination für die Onlinewelt zu verstehen. Ich sah auch ihr Leid und das ihrer Angehörigen.

Und diese Erfahrungen kann und will ich weitergeben!

Deshalb gilt mein Dank vor allem euch, liebe ehemalige Patienten: Ohne euch wäre dieses Buch nie möglich gewesen!

Weiter danke ich auch Heike Hermann, Dr. Petra Schuhler, Dr. Jörg Petry, Dr. Monika Vogelgesang, Dr. Thomas Brück, Manfred Gortner, Dr. Bernd Sobottka, Kristina Feindel, Jonah Feindel, Iris Bähr, Carolin Backes, Dörthe Enck, Ulrike Wenzel-Schütz für ihre Mithilfe und Unterstützung: Mentoren, Wegbegleiter, Inspirationsquellen, Helfer, die zur Entstehung dieses Buchs beigetragen haben.

Die im Buch aufgeführten Namen wurden natürlich verändert, die Inhalte ebenso, um konkrete Rückschlüsse auf einen bestimmten Patienten unmöglich zu machen. Für jedes Fallbeispiel aber, für jedes Zitat stand ein »echter« Patient Pate.

Lassen Sie mich noch eins betonen: Dieses Buch kann keine Therapie ersetzen! Wenn jemand wirklich eine Erkrankung entwickelt hat, dann braucht er medizinische Hilfe. Und Onlinesucht oder Pathologischer Internetgebrauch, wie wir wissenschaftlich korrekter sagen, ist eine Erkrankung! Eine Krankheit, die manchmal ambulant, nicht selten stationär behandelt werden sollte, am besten in einer Einrichtung mit einem spezialisierten Behandlungsangebot (ein bisschen Eigenwerbung muss auch sein). Nehmen Sie das Buch so, wie es gedacht ist: als Möglichkeit, ein besseres Verständnis für die Erkrankung zu entwickeln. Als Hilfestellung für Menschen, die sich noch im Anfangsstadium einer Onlinesucht befinden. Als Begleitung bei weiteren therapeutischen Schritten.

Und wenn der eine oder die andere es tatsächlich schafft, sich mit Hilfe dieses Buchs am eigenen Zopf aus dem Sumpf zu ziehen, dann freut mich das natürlich umso mehr. Im Normalfall empfehle ich aber beim Vollbild der Erkrankung professionelle Hilfe. Und diese Empfehlung wird Ihnen an verschiedenen Stellen im Buch auch immer mal wieder begegnen.

Anmerkung: Zur besseren Lesbarkeit wird im Buch durchgängig der Begriff Onlinesucht verwendet, auch wenn er wissenschaftlich nicht ganz korrekt ist.

Kapitel 1: Onlinesucht – Was ist das eigentlich?

Onlinesucht
Internetsucht
Computerspielsucht
Rollenspielsucht
Chattsucht
Pathologischer (= krankhafter) Computergebrauch
Pathologischer PC-/Internetgebrauch

Dies sind viele verschiedene Begriffe, die alle dasselbe bedeuten: Jemand hat die Kontrolle über seinen Mediengebrauch verloren. Jemand verbringt viel zu viel Zeit in Onlinewelten und vernachlässigt darüber alles andere.

Aber: Wie viel ist denn nun *zu viel?*

Sind zwei Stunden am Tag schon zu viel? Sind mehr als drei Stunden am Tag immer krankhaft?

Kennen wir das nicht alle? Mal schnell noch an den Computer, weil man etwas nachsehen will ... und eine Stunde später fragt man sich, wo nur die Zeit geblieben ist? Ist das jetzt schon ein Problem?

Besorgte Eltern fragen immer wieder:

»Wo ist denn nun die Grenze, wann ist es nicht mehr normal?«

Auf diese und viele weitere Fragen versuche ich, in diesem Kapitel eine Antwort zu geben. Soweit das möglich ist.

Wie viel ist zu viel?

Thorsten B. beginnt in der 6. Klasse damit, Computerspiele zu spielen, so wie die meisten Jungs in seiner Klasse. Er mag am liebsten Spiele, bei denen er über das Internet zusammen mit anderen spielt, sogenannte Multiplayer. Im Laufe der Jahre steigert sich sein PC-Gebrauch immer mehr, neben den Spielen chattet er auch viel. Spätestens in der 11. Klasse ist sein Gebrauch exzessiv, mehrere Stunden am Tag spielt und chattet er unter der Woche, am Wochenende noch mehr. Trotzdem schafft er noch knapp sein Abitur. In der Übergangszeit, bis sein duales Studium (Studium mit Praxisabschnitten in Unternehmen) beginnt, bleibt er bei den Eltern wohnen und spielt hemmungslos. Seine Eltern begrenzen ihn dabei nicht, lassen ihn völlig in Ruhe. In dieser Zeit wird er in seinem Hauptspiel sehr erfolgreich. Als er dann zum Studium in eine fremde Stadt zieht, fällt es ihm extrem schwer, sich aufzuraffen und zur Uni zu gehen. Das Spiel ist einfach zu faszinierend. Er geht selten zu Vorlesungen. Schließlich merkt er, dass er die Versäumnisse im Studium kaum noch aufholen kann, was dazu führt, dass er umso mehr spielt.

Am Ende verbringt er mehr als fünfzehn Stunden täglich am Computer. Wann immer er den Computer ausmacht, fühlt er sich traurig und verzweifelt, er sieht kaum noch eine Zukunftsperspektive für sich.

Thorsten in unserem Fallbeispiel verbringt mehr als fünfzehn Stunden täglich im Internet. Dass eine so exzessive Onlinenutzung nicht mehr mit einem »normalen Leben« vereinbar ist, leuchtet jedem ein.

Eine genaue Grenze, ab wann viel »zu viel« wird, ist aber sehr schwer, nein, unmöglich festzulegen. Hier müssen immer die Lebensumstände berücksichtigt werden.

Michael F. ist von Beruf »Systemadministrator«. Acht Stunden täglich sitzt er bei seinem Job vor einem Rechner und schlägt sich mit verschiedenen Problemstellungen herum. Allein beruflich kommt er damit auf 40 Stunden online pro Woche. Daneben ist der Computer aber auch sein Hobby. Er spielt ab und zu mal ein Spiel, am liebsten Point & Klick, und programmiert in seiner Freizeit gerne. Hierfür sitzt er auch am Samstag mal drei bis vier Stunden am Computer. Der Sonntag aber gehört ganz seiner Familie, seiner Frau und seinen beiden kleinen Töchtern. Dann machen sie Ausflüge, spielen Brettspiele, gammeln auch einfach mal vorm Fernseher rum. Dienstags und donnerstags abends geht er Fußball spielen in einer Freizeitmannschaft …

Michael verbringt alles in allem circa 50 Stunden in der Woche am Computer. Ist er deswegen onlinesüchtig?

30 bis 35 Stunden Mediengebrauch in der Woche halten Experten für nicht mehr mit einem »normalen Leben« vereinbar. 30 bis 35 Stunden, die **nichts mit Schule oder Beruf zu tun haben**. 30 bis 35 Stunden Freizeitaktivität im Internet also. Beruflich im Internet verbrachte Zeit darf hier natürlich nicht mitgezählt werden.

Der 23-jährige Thomas K. arbeitet als Geselle in einem Fliesenlegerbetrieb. Seine Arbeit macht ihm viel Spaß, er ist immer pünktlich und arbeitet zuverlässig. Abends nach der Arbeit chattet er in einem sozialen Netzwerk, spielt nebenher auch ein sogenanntes »Browsergame«, wenn niemand »on« ist. Zweimal wöchentlich geht er abends zum Volleyballtraining, dann sind es nur circa zwei Stunden am Computer, ansonsten verbringt er ungefähr vier Stunden im Netz. Am Wochenende, wenn er sonst nichts zu tun hat, chattet und spielt er tagsüber gute acht Stunden, manchmal unterbrochen von einem Spaziergang, einer kleinen Radtour oder einem Telefonat mit seinen Eltern. Samstags abends geht er regelmäßig mit Freunden aus, mal Essen oder in eine Kneipe, auch mal in die Disco. Zwar wünscht er sich langfristig eine Freundin, insgesamt ist er aber sehr zufrieden mit seinem Leben.

Thomas kommt auf wöchentlich über 30 Stunden Freizeitaktivität am Computer. Trotzdem scheinen daraus weder für ihn noch für andere negative Konsequenzen zu entstehen. Können wir dieses Verhalten als krankhaft bewerten? Ich meine nicht!

Frank F. ist ein 38-jähriger Familienvater. Seine Anstellung lastet ihn voll aus, meist macht er Überstunden und arbeitet zehn bis zwölf Stunden täglich. Wenn er abends nach Hause kommt, isst er kurz etwas und setzt sich dann direkt an den Computer. Er spielt ein Onlinerollenspiel, mit Begeisterung und Herzblut. Jeden Abend sitzt er drei Stunden am Computer, sonntags können es auch mal vier oder fünf sein. Seine Frau hat anfangs noch »gemeckert«, er könne doch mal wieder was mit ihr unternehmen oder wenigstens am gemeinschaftlichen Abendessen teilnehmen. Irgendwann hat sie aber aufgegeben. Immer wieder kommt es dazu, dass die noch kleinen Kinder ihren am Computer sitzenden Vater bitten: »Spiel doch noch etwas mit mir« oder: »Kannst du uns vorm Ins-Bett-Gehen noch was vorlesen?« Die Antwort ist immer die gleiche: »Jetzt nicht.« Der Ehefrau brennt sich vor allem eine Szene ein: Sie bittet ihren Mann, kurz auf die Kinder aufzupassen, während sie einkaufen geht. Als sie nach Hause kommt, hört sie schon an der Tür bitterliches Weinen. Der Kleinste ist die Treppe runtergefallen, hat sich den Arm aufgeschrammt, die Schwester versucht verzweifelt das Kleinkind zu trösten. Von all dem hat ihr Mann nichts mitbekommen, zu versunken war er in seinem Spiel.
Als sie ihm schließlich eines Tages eröffnet, dass sie ihn verlassen wird, fällt er aus allen Wolken.

Frank F. spielt in der Woche klar unter 30 Stunden. Das ist im Vergleich noch relativ wenig. Patienten, die sich in Behandlung begeben, kommen im Durchschnitt auf 60 bis 70 Stunden pro Woche. Trotzdem ist sein Verhalten problematisch und löst ernsthafte Konflikte aus.

Mit diesen Beispielen will ich verdeutlichen, dass im Internet verbrachte Zeit alleine nicht aussagekräftig ist.

Ab wann ist denn Internetnutzung nun krankhaft?

Wie viel Schokolade genau am Tag erlaubt ist, bevor es gesundheitsschädlich ist, hat uns auch niemand beigebracht. Und tatsächlich gibt es auch keine »richtige« Antwort darauf. Es geht um gesunden Menschenverstand, darum, ein gesundes Mittelmaß zu finden.

Die grobe Richtlinie für den Mediengebrauch muss daher lauten:

Problematisch wird es da, wo mit ernsthaften Beeinträchtigungen zu rechnen ist, wo andere Lebensbereiche vernachlässigt werden, wo LEID entsteht!

Körperliche Folgen

Manuel A. spielt schon viele Jahre leidenschaftlich, aber zeitlich in Maßen offline Rollenspiele. Als er aber im Jahr 2005 ein Onlinerollenspiel beginnt, ufert dies aus, er spielt fast jede freie Minute. Im Spiel findet er Herausforderungen, die er im echten Leben nicht hat, hier erhält er Anerkennung, das Gefühl, gebraucht zu werden und kompetent zu sein. Als Folge kommt es zu Fehlzeiten bei seiner Arbeit, schließlich zum Arbeitsplatzverlust, auch seine langjährige Partnerin trennt sich von ihm.

Daraufhin zieht er sich fast vollständig ins Internet zurück. Aufgrund der ständig angespannten Haltung vor dem PC entwickelt er starke Rückenbeschwerden. Er macht sich kaum noch etwas »Ordentliches« zu essen, ernährt sich nur noch von Fast Food, vernachlässigt auch die Körperhygiene völlig. Von anfangs 70 Kilogramm nimmt er innerhalb von drei Jahren bis auf 130 Kilogramm zu.

Als er in unsere Klinik aufgenommen wird, ist er massiv übergewichtig. Er ist schon nach kurzer Wegstrecke kurzatmig und kaum körperlich belastbar. Auch belasten ihn Flüssigkeitseinlagerung sowie Hautveränderungen an den Unterschenkeln. Das Sehen ist schlechter geworden. Rückenschmerzen sind sein ständiger Begleiter. Das Blutbild zeigt stark erhöhte Fettwerte und Harnsäurewerte, ebenso sind die Blutdruckwerte erhöht.

Im Alter von zehn bekommt Richard seinen ersten Gameboy, mit elf Jahren sein erstes Handy. Mit der Zeit interessiert er sich sehr für Smartphones, schafft als Jugendlicher und junger Erwachsener auch mehrere an. Hierfür verschuldet er sich, hat schließlich keinerlei Übersicht mehr über seine Schulden, kann Produktneuerscheinungen kaum noch erwarten. Er verbringt täglich mindestens zehn Stunden mit Handys, meist mehr. Seine Gedanken sind fast immer beim Handy: Er spielt Spiele, surft im Internet, chattet, schaut Serien und liest mit dem Handy. Ohne geht es nicht mehr. Auf Rat einer Beratungsstelle hin versucht er, zwei Wochen auf sein Handy zu verzichten, hält aber nur zwei Tage durch. Er lässt sich nie wieder in dieser Beratungsstelle blicken. Erst circa eineinhalb Jahre später ist er erneut in der Lage, eine Beratungsstelle aufzusuchen, dann auch nur auf Druck seiner Eltern. Bei der Arbeit schließt er sich immer wieder für mehrere Stunden auf dem Klo ein, um sich dort in Ruhe mit dem Handy beschäftigen zu können. So verliert er einen Job nach dem anderen. Auch vernachlässigt er Beziehungen, hat schließlich keine Alltagsstrukturierung mehr und fühlt sich ohne sein Handy verlassen und einsam. Für ihn ist das Handy zu seinem Ein-und-Alles geworden.
Als Richard in unsere Klinik kommt, wird aufgrund zunehmender Schmerzen in den Daumen eine fachärztliche Untersuchung durchgeführt. Es zeigt sich, dass der erst 23-jährige Patient bereits Arthrose in beiden Daumengelenken hat.

Exzessiver Mediengebrauch kann zu vielen verschiedenen körperlichen Beschwerden führen. Ursachen hierfür sind mangelnde Bewegung, falsche Körperhaltung vor dem Computer, Fehlernährung. Viele essen nur noch, was schnell zuzubereiten oder sofort verfügbar ist: Fast Food oder Junkfood. Oft ist es auch einseitige Ernährung. Einer unserer Patienten berichtet, dass er sich über zwei Jahre nur von trockenem Brot und ab und zu von trockenen gekochten Nudeln ohne jede Sauce ernährt hat. Manche vernachlässigen die Ernährung so vollständig, dass sie stark abmagern. Die meisten werden aber übergewichtig. Durch die falsche Ernährung entstehen Fettstoffwechselstörungen.

Auch Rückenschmerzen, Kopfschmerzen, Augenbeschwerden sind weitere Folgen des exzessiven Internetgebrauchs.

Als ich einen Vortrag vor Ärzten über das Thema halte und dabei ein Video zeige, bei dem Vielspieler beim Spielen gefilmt werden, kommt hinterher eine Augenärztin zu mir und sagt: »Der Mensch blinzelt normalerweise mehrmals in der Minute. Haben sie mal darauf geachtet, wie oft die jungen Menschen in Ihrem Video blinzeln? So gut wie gar nicht!« Und dann malt mir die Augenärztin ihre schlimmsten Fantasien aus, was das alles mit dem Auge macht… So schwer geschädigte Augen sehe ich bei unseren Patienten dann doch nicht. Aber es bleibt dabei: Es besteht die Gefahr, dass das Auge austrocknet und sich entzündet.

Sehr häufig wird auch die körperliche Hygiene vernachlässigt. Der »Avatar« (die Spielfigur im Internet) sieht topp aus, wird gehegt und gepflegt. Das reale Selbst aber ist ungewaschen und ungepflegt, war Jahre nicht beim Friseur.

Fabian F., ein 24-jähriger intelligenter durchaus gutaussehender sympathischer junger Mann, berichtet uns im Erstgespräch, dass er sich seit über zwei Jahren nicht mehr die Zähne geputzt hat.

» Es erschien mir nicht mehr wichtig, die Zeit war mir zu schade dafür. Ich bin ja eh nicht mehr rausgegangen! «

Einer unserer ersten Therapieerfolge ist, dass Fabian sich wieder morgens und abends die Zähne putzt. An einer zahnärztlichen Sanierung kommt er trotzdem nicht vorbei.

Vier Wochen nach seiner Entlassung aus der Klinik schickt er uns eine Mail, die uns sehr freut: Neben vielen anderen Erfolgen ist ihm auch die regelmäßige Zahnpflege weiter geglückt:

» Ich bin es mir wieder wert! «

Insbesondere am Anfang, wenn Schule, Ausbildung oder Beruf noch nicht aufgegeben wurden, wird versucht, dort Zeit abzuknapsen, wo es noch möglich erscheint: am Schlaf! Das führt natürlich immer mehr zu einem Schlafmangel, zu Unkonzentriertheit, auch Reizbarkeit.

Schließlich aber, wenn eh alles egal ist, geht der Tag-Nacht-Rhythmus völlig verloren:

»Manchmal war es zufällig wieder Tag, wenn ich wach war und Nacht, wenn ich geschlafen habe. Oft war es aber auch umgekehrt. Es hat einfach gar keine Rolle mehr gespielt.«

Körperliche Probleme bei exzessivem Internetgebrauch:

- Rückenschmerzen
- Kopfschmerzen
- Augenbeschwerden (wie trockenes Auge)
- Sehschwäche
- Schmerzen in den Handgelenken
- Sehnenscheidenentzündungen
- Schwielen an den Handballen
- Daumengelenksarthrose
- Unzureichende, ungesunde Ernährung
- Abmagerung
- Übergewicht
- Fettstoffwechselstörungen (zum Beispiel erhöhter Cholesterinwert)
- Weitere durch Fehlernährung hervorgerufene Blutbildveränderungen (zum Beispiel erhöhter Harnsäurewert)
- Schlafmangel
- Konzentrationsprobleme
- Störung des Tag-Nacht-Rhythmus

Soziale Folgen

Schon als Kind spielt Ferdinand M. regelmäßig Computerspiele. Mit dreizehn Jahren bekommt er seinen ersten eigenen PC, spielt teilweise bis tief in die Nacht hinein. Spätestens mit fünfzehn Jahren ist der PC sein vorrangiges Hobby. Ab sechzehn macht er die ersten Multiplayer- und Lan-Partyerfahrungen. Spätestens ab dem Alter von 21 Jahren sieht er selbst sein Verhalten als »süchtig« an. Ab da stellt er alle anderen Interessen deutlich hinter das PC-Spielen zurück. Er verliert vollständig das Interesse an seinem Studium, geht schließlich nicht mehr hin, spielt lieber online.

Dabei spielt er sehr viele unterschiedliche Spiele. Ein Spiel interessiert ihn so lange, bis er dieses erforscht, die Regeln und die Systematik verstanden hat. Dann wendet er sich einem neuen Spiel zu. Zuletzt spielt er über längere Zeit ein Onlinerollenspiel. Die durchschnittliche tägliche Spieldauer beträgt 14 bis 15, manchmal bis zu 22 Stunden an sieben Tagen in der Woche.

Seine Freunde melden sich anfangs noch regelmäßig bei ihm, wollen ihn mitnehmen zum Kegeln, zum Billardspielen, zum Sport. Er vertröstet sie, erzählt ihnen, dass er keine Zeit habe, das Spielen ist ihm einfach wichtiger. Irgendwann nimmt er die Anrufe nicht mehr entgegen, antwortet nicht mehr auf SMS. Nach einiger Zeit geben die Freunde auf, niemand ruft mehr an. Auch die weiter entfernt wohnende Familie hat kaum noch Kontakt zu ihm, die Wohnung verwahrlost zunehmend, alle Alltagsverpflichtungen werden als störend empfunden. Er öffnet keine Post mehr, bezahlt keine Rechnungen mehr. Als der Strom abgestellt wird, findet er eine schnelle Lösung, den Strom des Nachbarn »anzuzapfen«. Schließlich aber steht bei monatelangem Mietrückstand die Räumungsklage vor der Tür. Ferdinand landet zunächst einmal in der Obdachlosigkeit, und erst hier wird ihm klar, wie weit es inzwischen gekommen ist.

Wie im vorigen Abschnitt beschrieben, sind bei Onlinesüchtigen viele körperliche Beeinträchtigungen die Folge. Wenn man unsere Patienten aber fragt, was für sie das Schlimmste war, was letztendlich den Ausschlag für den Schritt in eine Therapie gegeben hat, dann nennen sie die sozialen Folgen.

Wie in unserem Fallbeispiel oben, beginnt es meistens mit einer Abnahme der »echten«, der »realweltlichen« Kontakte und mit einer Vernachlässigung der Hobbys und Interessen.

Es kommt zu einer zunehmenden Vereinsamung bis hin zu völliger Isolation. Wohlgemerkt: in der realen Welt. In der virtuellen Welt, im Spiel, im sozialen Netzwerk gibt es vielfältige Kontakte. Dort sind mehrere hundert »Freunde« keine Seltenheit.

Clara K. hat 141 Kontakte in ihrer Freundesliste bei einem sozialen Netzwerk. Mit den meisten davon steht sie in regem Austausch. Aus irgendeinem Grund, den sie selbst nicht mehr nachvollziehen kann, hat sie ein falsches Geburtsdatum angegeben, zwei Wochen nach ihrem wirklichen Geburtstag. In einem Jahr kommt es dazu, dass tatsächlich niemand ihr zu ihrem eigentlichen Geburtstag gratuliert. Selbst ihre Mutter hat inzwischen den Kontakt abgebrochen. Als dann zwei Wochen später über 120 Glückwünsche zu ihrem falschen Geburtstag online eintreffen, wird ihr mit einem Schlag klar, dass sie zu niemandem mehr Kontakt hat, der sie wirklich kennt. Noch am selben Tag sucht sie eine Suchtberatungsstelle auf.

Dort bekommt sie den Rat, ihren Account bei dem Netzwerk zu löschen. Dies bringt sie aber zunächst nicht übers Herz, denn dann stände sie ganz ohne Kontakte da …
Dieser Schritt gelingt ihr erst einige Monate später in der stationären Therapie.

Trotz ausufernden Internetgebrauchs, versuchen viele Betroffene am Anfang, Schule, Ausbildung oder Beruf noch aufrechtzuerhalten. Irgendwann gelingt das aber nicht mehr. Die Noten werden schlechter. Die Hausaufgaben werden nicht mehr gemacht. Manche schlafen in der Schule ein oder sind übermüdet und unkonzentriert bei der Arbeit. Sie kommen zu spät, die Fehltage bei der Ausbildung häufen sich, am Anfang werden noch Krankschreibungen eingereicht (»Herr Doktor, mir ist so schlecht, ich konnte heute nicht auf die Arbeit gehen, können sie mich bitte krankschreiben?«), später wird das Fernbleiben nicht mehr entschuldigt. Schließlich kommt es zu einem Verlust von Ausbildung und Beruf, zu vorzeitigem Abgang von der Schule. Perspektivlosigkeit!

Auch der Haushalt wird vernachlässigt, Behördengänge unterlassen, Rechnungen nicht beachtet.

In der Regel kommt es früher oder später zu Auseinandersetzungen mit den Eltern oder Partnern. An ein gemeinsames Abendessen oder gemeinsame Unternehmungen ist schon lange nicht mehr zu denken. Eltern sind verzweifelt. Partner stehen mit gepackten Koffern an der Tür.

» Wenn du jetzt nichts änderst, bin ich weg! «

Manchmal ist das der Startschuss zur Veränderung. Manchmal geht es danach noch tiefer in die Isolation.

Soziale Probleme infolge des exzessiven Internetgebrauchs:

- Sozialer Rückzug
- Zunehmende Vereinsamung
- Isolation
- Vernachlässigung von Hobbys und Interessen
- Sinkende Leistungen / Fehler in Schule und Beruf
- Abbruch der Schulausbildung
- Verlust von Ausbildungs- oder Arbeitsplatz
- Streit mit den Angehörigen
- Verlust des Partners

- Kontaktabbruch zu nahen Angehörigen
- Vernachlässigung alltäglicher Pflichten wie Haushalt, Behördengänge
- Ungeöffnete Post
- Finanzielle Schwierigkeiten
- Wohnungsverlust

Psychische Folgen

Wer sich mehr und mehr in virtuelle Welten zurückzieht, verpasst Entwicklungsmöglichkeiten in der realen Welt. Patienten, die anfällig für einen exzessiven Mediengebrauch sind, haben nicht selten ein bestimmtes Profil. Oft haben sie eine Persönlichkeit, die eher durch Unsicherheit und Selbstzweifel geprägt ist (mehr hierzu im nächsten Kapitel: Verstehen, was bei einer Onlinesucht passiert, ab S. 27). Wenn Menschen mit solch einer Persönlichkeitsstruktur nun »gezwungen« sind, sich immer wieder mit anderen zu konfrontieren, sich immer wieder neuen sozialen Aufgaben zu stellen, dann haben sie die Chance, sich zu entwickeln, Unsicherheit und Selbstzweifel irgendwann hinter sich zu lassen.

Im Internet jedoch sind die sozialen Anforderungen ganz andere. Hier finden viele unsichere Menschen ein Angebot, das auf ihre Bedürfnisse genau zugeschnitten zu sein scheint. Sie können sich dort anders darstellen als im persönlichen Kontakt mit Menschen. Hier ist es ihnen möglich, »gefahrlos« zu anderen Kontakt aufzunehmen. Mit einem Sicherheitsnetz (ausführlich hierzu: Warum gerade das Internet?, S. 38).

Nun könnte man denken, dass das Internet ja auch eine soziale Übungsplattform sein könnte, damit es im realen Leben besser klappt. Die klinische Erfahrung zeigt uns aber, dass dieser Transfer meistens nicht funktioniert. Oft sehen wir Patienten, die sich deutlich jünger verhalten, als sie sind. Sie haben durch ihr ständiges Onlinesein entscheidende Entwicklungsschritte verpasst, verhalten sich in vielerlei Hinsicht »unreif«.

Eine Unsicherheit im Kontakt mit anderen wird mit der Zeit zu einer wachsenden Ängstlichkeit, bis hin zu einer weiteren psychischen Erkrankung, einer Angststörung.

Eine weitere häufige Begleiterscheinung ist eine Depression. Hier ist man schnell bei der »Huhn-Ei-Diskussion«. Sind Menschen erst einmal traurig und niedergeschlagen durch reale Erfahrungen und tauchen im Sinne eines Selbstheilungsversuches in virtuelle Welten ab? Oder werden sie erst durch den exzessiven Internetgebrauch depressiv?

Die Wahrheit liegt nach meiner Erfahrung in der Mitte. Wir haben es mit Personen zu tun, die schon vorher nicht die beste Meinung von sich und anderen haben. Exzessiver Mediengebrauch und schlechte Stimmung, Traurigkeit, Depressivität dynamisieren sich aber gegenseitig.

Das Gemeine an dieser Erkrankung ist, dass alle negativen Folgen, die das exzessive Verhalten zweifelsohne hat, wieder in der realen Welt entstehen. Also in der Welt, die vorher schon nicht sehr positiv gesehen wurde. Je mehr Zeit man dagegen virtuell verbringt, desto größer wird das soziale Netz dort, desto erfolgreicher wird man zum Beispiel in den Spielen, desto schöner wird die virtuelle Welt.

Das heißt: Die ohnehin schon negativ gesehene Realität wird noch negativer wahrgenommen. Durch nicht erledigte Aufgaben, wie ungeöffnete Post etc., wachsen die Probleme dort. Der Selbstwert, die Überzeugung, die Probleme angehen und lösen zu können, sinkt.

Dagegen bleibt die virtuelle Welt immer gleich schön oder gewinnt sogar noch an Attraktivität durch wachsende Kompetenzen und zunehmende Erfolge dort (zahlreiche Fallbeispiele hierfür finden Sie im zweiten Kapitel, ab S. 27).

Ein Teufelskreis.

Eine Spirale abwärts.

Kann man da nicht verstehen, dass Menschen ihren Lebensmittelpunkt in eine andere Welt verlegen? Dass sie sich komplett aus »unserer Realität« verabschieden?

Psychische Probleme infolge des exzessiven Internetgebrauchs

- Zunehmende soziale Unsicherheit
- Angsterkrankungen
- Depressionen
- Gefühle von Wert- und Hilflosigkeit
- Fehlende Reifung

Unterscheidung von Realität und Virtualität

Typisch für eine Onlinesucht ist noch ein weiteres Problem. Dazu will ich ein bisschen weiter ausholen.

In Medienberichten über Onlinesucht war immer wieder zu lesen, dass Betroffene nicht mehr unterscheiden könnten zwischen realer und virtueller Welt. Also haben wir unsere Patienten dahingehend untersucht und befragt. Und tatsächlich, wir wurden fündig:

> Wenn ich durch einen Supermarkt gehe, passiert es mir immer wieder, dass ich am Ende der Reihe stehen bleibe, kurz um die Ecke schaue, um dann den Kopf ganz schnell wieder zurückzuziehen.
>
> *David, 30, »Sniper« (Heckenschütze) aus einem sogenannten Egoshooter-Spiel*

In diesem Spiel musste er ständig aufpassen, nicht aus dem Hinterhalt erschossen zu werden, so wie er es selbst mit anderen Spielfiguren tat. Diese Habachtstellung setzte sich so in seinem Verhalten und Erleben fest, dass er auch außerhalb des Spiels ähnlich reagierte.

> Nach intensivem (PC-)Konsum kam es manchmal zu minimalen Verwirrungen im realen Leben, wie speichern und laden wollen, aber ansonsten konnte ich immer klar zwischen Realität und virtueller Welt / Fantasie unterscheiden.
>
> *Tanja, 31, spielt diverse Offline-Strategiespiele*

Bei diesen Spielen kann man an einer bestimmten Stelle speichern und an genau dieser Stelle beim nächsten Mal weiterspielen. Diesen Impuls verspürte sie dann manchmal auch bei »echten« Situationen.

Interessanterweise betont sie aber, normalerweise klar unterscheiden zu können, in welcher Welt sie gerade agiert.

Und tatsächlich entspricht das auch unseren Beobachtungen. Phänomene wie die oben genannten haben absoluten Seltenheitswert. Stattdessen beobachten wir bei unseren Patienten das genaue Gegenteil.

Wir sehen Menschen, die auf geradezu krankhafte Art und Weise zwischen Realität und Virtualität unterscheiden.

Diese Unterscheidung ist letztendlich völlig künstlich. Die virtuelle Welt ist Teil der realen Welt, sie wird von realen Menschen geschaffen und von ihnen mit Leben gefüllt. Trotzdem trennen unsere Patienten beide Welten strikt voneinander. Durch einerseits negative Erfahrungen wie Ausgrenzung, Hänseleien, schulisches Scheitern in der realen Welt bei andererseits positiven Erfahrungen wie Anerkennung, Erfolgreichsein und Sicherheitsgefühl in der virtuellen Welt kommt es insbesondere dazu, dass Onlinesüchtige sich selbst in beiden »Welten« unterschiedlich wahrnehmen.

In der einen Welt sind sie motiviert bis in die Haarspitzen, Leistung zu bringen.

In der anderen Welt schaffen sie es kaum, morgens aus dem Bett zu kommen.

In der einen Welt haben sie das Gefühl, anerkannt, wertgeschätzt, gemocht zu sein. Sie nehmen sich selbst als fähig wahr, als jemand, der etwas kann. Sie glauben, die Kontrolle über das Geschehen zu haben und erfolgreich zu sein.

In der anderen Welt empfinden sie sich als gescheitert, als unfähig, als »Loser«.

In der einen Welt können sie Freude, Glück, Stolz, Wärme und Geborgenheit spüren.

In der anderen Welt fühlen sie sich ängstlich, scheu, gehemmt.

In der einen Welt können sie auf andere zugehen, soziale Kontakte knüpfen, Konflikte austragen.

In der anderen Welt können sie ihrem Gegenüber kaum in die Augen sehen.

Vereinfacht gesagt, sehen Onlinesüchtige in der einen Welt nur das Positive, in der anderen Welt nur das Negative. Sie dürfen raten, welche Welt jeweils gemeint ist. Zur Verdeutlichung möchte ich Ihnen von Patienten ausgefülltes Arbeitsmaterial zu diesem Thema zeigen:

Abbildungen 1 bis 6: Arbeitsmaterial von Patienten →

In der virtuellen Welt bin ich…

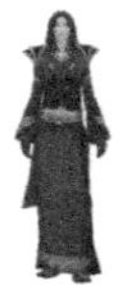

ohne Gewicht
tagelang ausdauernd
leicht
fähig, wissend, beliebt (durch Leistung)
"cool", anerkannt, besser als die meisten,
Führungsperson, Vorbild
frei von Last, allem negativem
gut gelaunt
schnell, stärker
Sieger
kann alles erreichen
machen, wozu ich Lust habe

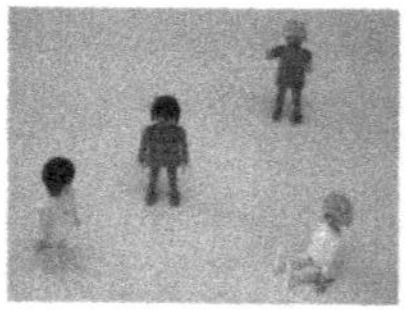

In der realen Welt bin ich…

schwer
träge
müde
angestrengt
belastet (körperlich)
voller Sorgen
Alltagsproblemen ausgeliefert
Konfrontationen unvermeidbar ausgesetzt
schwach
ungeschickt
unbeliebt (nerve, störe)
einsam
unverstanden

In der virtuellen Welt bin ich…

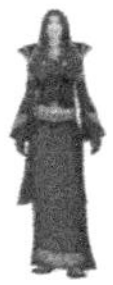

Unantastbar
Selbstsicher
Selbstbewußt
Wohlhabend
Respektvolle Person
sehr stark

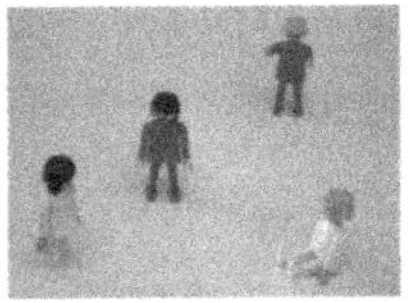

In der realen Welt bin ich…

verschuldet
einsam
nicht stark
unsicher
verletzbar

In der virtuellen Welt bin ich…

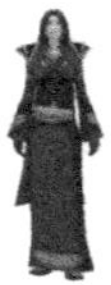

- bin ich gut in den Sachen die ich mache
- bin ich oft im Mittelpunkt
- bin ich bekannt
- bin ich abgelenkt von meinen Problemen
- bin ich sehr offen gegen andere Leute
- bin ich nie allein

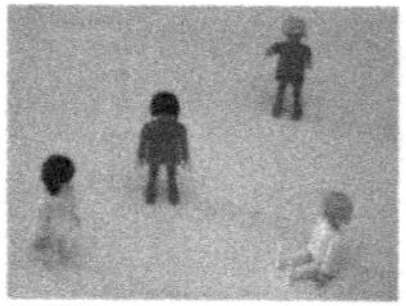

In der realen Welt bin ich…

- bin ich zu ruhig
- bin ich nachdenklich
- bin ich auf mich allein gestellt
- bin ich verletzbar
- bin ich zu freundlich
- bin ich misstrauisch gegen anderen Personen

Machen Sie doch selbst auch einmal diese Übung. Gibt es bei Ihnen auch gravierende Unterschiede, wie Sie sich in der virtuellen und der realen Welt wahrnehmen? Hierzu können Sie Material 1 und 2 im Anhang verwenden.

Übrigens: Kennen Sie auch ähnliche Phänomene von sich selbst? Ich unterhielt mich einmal mit einem Freund, als im Hintergrund der Fernseher lief. Der Fernseher war zu laut, ich verstand meinen Freund schlecht. Was habe ich getan? Ich habe versucht, die Person mit der Fernbedienung lauter zu stellen! Ist das nun schon krankhaft?

Medienkompetenz und Problembewusstsein

Onlinesüchtigen fehlt Medienkompetenz.

Das klingt zunächst einmal wie ein Widerspruch, und teilweise ist es auch ein Widerspruch. Medienkompetenz ist ein großes Schlagwort unserer Zeit. Aber was ist mit Medienkompetenz genau gemeint?

Für mich beinhaltet es vor allem zwei Aspekte: erstens das rein technische Verständnis. In dieser Hinsicht sind die Betroffenen mehr als kompetent. Sie haben große Fähigkeiten im Umgang mit neuen Medien, bewegen sich in der technischen Handhabung sicher, kennen sich aus. Die zweite Fähigkeit ist der verantwortungsbewusste Umgang mit dem Medium. Diese Fähigkeit haben Onlinesüchtige in der Regel nie erworben. Die Gründe hierfür können ganz verschieden sein (siehe Kapitel 2: Was steckt hinter der Onlinesucht?).

Und das Problembewusstsein?

Manche Onlinesüchtige sind der Meinung, dass bei ihnen alles in Ordnung ist. Sie sind gut in dem, was sie tun. Sie sind erfolgreich, anerkannt, die hohe zeitliche Investition scheint sich zu lohnen. Nur das Umfeld scheint ein Problem zu haben. Die Eltern warnen, der Partner meckert, die Lehrer sind unzufrieden, das Arbeitsamt droht Leistungen zu kürzen. Die meisten Onlinesüchtigen wissen aber selbst, dass sie ihr Verhalten nicht mehr unter Kontrolle haben. Und sie leiden unter ihrem Zustand. Allerdings ist es ein schwieriger und langwieriger Prozess, sich dies auch einzugestehen und Veränderungen einzuleiten. Auf diesem Weg möchte ich die Betroffenen ein Stück weit begleiten.

... und der ganze Rest

Manche Menschen benutzen das Internet auch, um andere exzessive Verhaltensweisen auszuleben:

Glücksspiele im Internet waren zwar lange Zeit auf der Grundlage des Glücksspielstaatsvertrags verboten und sind es größtenteils auch heute noch. Zum Erscheinungszeitpunkt dieses Buchs ist das Vergabeverfahren bezüglich Lizenzen zur Durchführung von Onlinesportwetten weiter in der Schwebe. Schwierig ist es aber trotzdem nicht, Glücksspielanbieter im Netz zu finden. Die Mechanismen sind hier genau die gleichen wie beim Glücksspiel am Automaten oder im Casino. Meist steht am Anfang ein Gewinn. Doch mit der Zeit verliert man immer mehr. Dann jagt man den Verlusten hinterher, versucht, das verlorene Geld wieder reinzuholen, die Verschuldung wächst. Ein Teufelskreis entsteht.

Auch zum Einkaufen kann man das Internet sehr gut nutzen. Manche Menschen verlieren hierbei die Kontrolle, kaufen Dinge ein, die sie überhaupt nicht brauchen. Unausgepackte Pakete stapeln sich, der Kontostand schrumpft. Die leichte Verfügbarkeit der Waren im Internet spielt hierbei sicher eine Rolle. Aber dieses Krankheitsbild der Kaufsucht gab es früher – ohne Internet – auch schon. Und auch heute kaufen Betroffene oft parallel exzessiv in Geschäften oder bei Versandhäusern ein.

Und dann ist da noch das große Feld des Onlinesex. Wir haben vor Jahren einige wenige Patienten mit diesem Krankheitsbild behandelt und gemerkt, dass es sich hier nicht primär um Onlinesucht handelt, sondern um das eigene Krankheitsbild der Sexsucht. Zwar erhöht auch hier das Internet die schnelle Verfügbarkeit, die Störung selbst kann sich aber auch ganz unabhängig vom Internet entwickeln.

Glücksspielsucht, Kaufsucht und Sexsucht sind also ganz andere Problemfelder als Onlinesucht. Betroffene nutzen zwar auch das Internet für ihre Sucht, aber nur als ein Medium oder eine Bezugsquelle unter anderen.

Aus diesem Grund werde ich diese Krankheitsbilder hier nicht weiter behandeln und mich auf das Problem der »reinen« Onlinesucht beschränken.

Kapitel 2: Verstehen, was bei einer Onlinesucht passiert

Einleitung

Es müssen viele Faktoren zusammenkommen, damit jemand eine Onlinesucht entwickelt. Soziale Lebensbedingungen, Erziehung, prägende Lebensereignisse, Schicksalsschläge und natürlich die Besonderheiten des Internets selbst. Was ist so faszinierend an Onlinewelten, dass Menschen so stark darin versinken? Welche Besonderheiten dieses Mediums fesseln so sehr?

Anhand von zahlreichen Fallbeispielen werde ich Ihnen nachfolgend verdeutlichen, wie es zu einer Onlinesucht kommen kann.

Was steckt hinter der Onlinesucht?

Kevin wächst auf dem Land in Bayern auf. Die Mutter leidet bereits vor der Geburt an einer psychischen Erkrankung, bleibt auch in der Folgezeit schwer depressiv, lebt sehr zurückgezogen, kann ihrem Sohn gegenüber kaum Gefühle zeigen. Der Vater ist cannabisabhängig, trinkt auch zu viel Alkohol, ist dann unberechenbar, es kommt häufig zu Auseinandersetzungen. Beide Elternteile sind nicht in der Lage, sich um ihren Sohn zu kümmern. Wichtigste Bezugsperson ist daher die Großmutter mütterlicherseits, die mit im Haus wohnt und versucht, sich um den Jungen zu kümmern. Sie verwöhnt den Jungen, kann ihm nichts abschlagen. Mit drei Jahren bekommt er seinen ersten Gameboy, mit sechs stehen ein eigener Fernseher und ein eigener Computer in seinem Zimmer. Als er elf Jahre alt ist, zieht die Großmutter aufgrund heftiger Streitigkeiten mit ihrer Tochter aus. Dies bezieht der Junge vollständig auf sich. Er glaubt, auch die letzte Person, die ihn mochte, habe sich von ihm abgewandt. In der Folgezeit ist er meist sich selbst überlassen. So verbringt er bereits im Alter von neun Jahren die meiste Zeit mit Computer- oder Gameboyspielen, niemand kontrolliert ihn, niemand stellt Regeln auf. In der Schule wird er zunehmend zum Außenseiter, wird wegen seines Übergewichts oft gehänselt und zieht sich mehr und mehr zurück. Er bleibt, trotz weit überdurchschnittlicher

Intelligenz, sitzen und schafft schließlich den Hauptschulabschluss nur knapp. Soziale Kontakte werden zum Gräuel für ihn, nur am Computer geht es ihm gut. Als ein neues Onlinerollenspiel herauskommt, ist er von der ersten Stunde an dabei. Im Spiel ist er richtig gut, stellt etwas dar. Er zeigt Führungsqualitäten, übernimmt Verantwortung, gibt Mitspielern Ratschläge, andere schauen zu ihm auf. Dagegen geht es in der realen Welt immer weiter bergab für ihn. Eine Lehre zum Mechatroniker bricht er, ebenso wie eine Lehre zum Einzelhandelskaufmann nach wenigen Wochen ab, einerseits wegen Fehlzeiten und Müdigkeit bei der Arbeit nach »durchgezockten« Nächten, andererseits aber auch wegen seiner Schwierigkeiten mit sozialen Kontakten. Schließlich igelt er sich in seinem Zimmer ein, geht kaum noch raus, spielt nur noch und wird immer dicker. Irgendwann beginnt auch das Spiel ihn zu langweilen, aber aus Mangel an Alternativen spielt er immer weiter. Als er sich schließlich in Therapie begibt, ist er höchst verzweifelt, weiß nicht mehr weiter. Zwar sieht er für sich ein, dass es so nicht bleiben kann, aber er hat keine Ahnung, wie es für ihn weitergehen soll. Denn:

» Ich kann doch nichts außer Computerspielen … «

Sebastians Eltern sind Sozialpädagogen. Sebastian geht in einen Waldorfkindergarten, später in eine Waldorfschule. Zu Hause gibt es keinen Fernseher, kein Radio, auch keinen Computer. Seine Jugend ist geprägt von Wanderungen und Zelten in der Natur.
Als Sebastian 19 Jahre alt ist, geht er für ein Jahr nach Frankreich in eine Gastfamilie. Dort steht ihm plötzlich die Welt des www unreglementiert und unkommentiert zur Verfügung. Er ist fasziniert von den unendlichen Möglichkeiten, verbringt immer mehr Zeit online, surft, chattet, spielt schließlich jede freie Minute.
Mit 22 beginnt er auf massiven Druck seiner Eltern eine Therapie. Seit dem Abitur hat er nichts anderes mehr getan, er ist mindestens 16 Stunden täglich online, über seine Zukunft hat er sich bisher keine weiteren Gedanken gemacht.

Menschen, die eine Onlinesucht entwickeln, haben oft in ihrer Erziehung keine Regulierung erfahren. Wie Kevin, durften sie das Internet ohne Grenzen nutzen. Niemand hat eine Regelung getroffen. Niemand hat versucht, einzugreifen. Oder erst, als es zu spät war.

Aber wir sehen auch das Gegenteil: Menschen, die von klein auf vom Internet und von digitalen Medien ferngehalten wurden, sind ebenfalls gefährdet. Auch sie haben nie gelernt, eigenverantwortlich mit dem Internet umzugehen. Wenn sie dann mit dem Internet und seinen grenzenlosen Möglichkeiten konfrontiert werden (und das ist in der heutigen Welt ziemlich unausweichlich), haben auch sie ein erhöhtes Risiko für eine Onlinesucht.

Ein Totalverbot ist daher genauso schädlich wie eine grenzenlose Freigabe! Wie meistens im Leben, geht es auch bei der Prävention einer Onlinesucht um ein gesundes Mittelmaß!

- ***Bei der Entstehung einer Onlinesucht spielt eine fehlende Medienerziehung eine entscheidende Rolle.***

Johannes steht voll im Leben. Er hat einen Job, der ihn ausfüllt, eine feste Freundin, mit der er zusammenlebt. Er geht in seiner Freizeit gerne mit Freunden aus oder geht Klettern. Nebenbei spielt er ein- bis zweimal pro Woche ein Onlinerollenspiel am Computer.
Im Alter von 29 Jahren wird bei ihm für ihn plötzlich und unerwartet eine seltene lebensbedrohliche Krebserkrankung diagnostiziert. Er erhält eine Chemotherapie, die ihn über Wochen ans Bett fesselt und körperlich sehr mitnimmt. Sein ganzes Leben bricht nach und nach zusammen. Nicht nur, dass er seiner geliebten Arbeit nicht mehr nachgehen kann, nach längerer Arbeitsunfähigkeit erhält er die krankheitsbedingte Kündigung. An Klettern ist schon lange nicht mehr zu denken. Freunde besuchen ihn anfangs noch, allerdings werden die Krankenbesuche mit der Zeit weniger.
Ans Bett gefesselt, beginnt er aus Langeweile vermehrt mit dem Laptop zu spielen, dehnt die Zeiten immer weiter aus. Als ihn schließlich auch noch seine Freundin verlässt, wird das Spielen von Onlinerollenspielen zu seinem Hauptlebensinhalt.
Als er sich zwei Jahre später in unsere stationäre Behandlung begibt, hat er seine körperliche Erkrankung schon seit längerer Zeit überwunden, die Behandlung hat gut angeschlagen, die körperliche Erkrankung ist ausgeheilt.
Geblieben allerdings ist der exzessive Internetgebrauch, der auch dazu geführt hat, dass er sich nicht um eine neue Stelle bemüht hat, keine alten Hobbys oder Freizeitaktivitäten wieder hat aufleben lassen und sozial außerhalb der Spielewelt vollständig isoliert lebt.

Von Geburt an hat Torsten einen Gendefekt. Seine Entwicklung ist verzögert, er hat eine Gangstörung, seine Hände zittern ständig.

Die Erziehung erfolgt liebevoll, aber auch wegen seines Handicaps über die Maßen behütend.
Er wird kaum zu Selbstständigkeit erzogen. Schon früh erlebt er sich als Einzelgänger. Konflikten geht er aus dem Weg. Seine Gangstörung führt zu Ausgrenzungen bei Gleichaltrigen.
Während seiner Ausbildung kommt er mit einem sozialen Netzwerk im Internet in Berührung. Hier kann er von Alltagsstress und Problemen abschalten, in eine ganz eigene Welt abtauchen. Er hat das Gefühl, dort im Kontakt mit anderen unvorbelastet wahrgenommen zu werden, nicht auf sein Handicap reduziert zu werden.
Im Internet erlebt er sich wesentlich selbstsicherer, kann sich anderen gegenüber auch humorvoll präsentieren, was ihm im realen Leben kaum möglich ist. In seinen realen Bezügen erlebt er sich gehemmt, unsicher und minderwertig, im Netzwerk aber als schlagfertig, selbstbewusst und kompetent. Während er chattet, hat er das Gefühl, Kontrolle zu haben. Er fühlt sich unabhängig und gleichwertig anderen gegenüber.
Er dehnt seine Zeiten in dem sozialen Netzwerk auf circa achtzig Stunden pro Woche aus, hierdurch bleibt wenig Zeit für anderes: Die Ausbildung scheitert, es kommt zu zunehmenden Konflikten in der Familie, auch körperlich vernachlässigt er sich, macht keine Krankengymnastik mehr, die Symptomatik im Rahmen der körperlichen Grunderkrankung verschlechtert sich deutlich, Körperhygiene spielt keine Rolle mehr. Der Tag-Nacht-Rhythmus verschiebt sich fast vollständig, ein »reales Leben« findet so gut wie nicht mehr statt.
Bei Aufnahme in die Klinik besteht zwar ein Problembewusstsein bezüglich der negativen Folgen seines Verhaltens, eine Reduktion seiner Onlinezeiten oder gar ein Austritt aus seinem sozialen Netzwerk erscheint ihm aber völlig undurchführbar und ist stark angstbesetzt.

Eine körperliche Erkrankung oder Behinderung kann dazu führen, dass Menschen sich in einer virtuellen Welt wohler fühlen. Hier können sie sich anders darstellen, frei von dem Stempel, den ihr Umfeld ihnen in der realen Welt aufgedrückt hat. Hier können sie sich freier »bewegen«, körperliche Einschränkungen spielen keine Rolle. Wenn die Schere zwischen dem Wohlfühlen in der Onlinewelt und dem Unwohlsein in der realen Welt immer weiter auseinandergeht, kann hieraus eine Onlinesucht entstehen.

Schwerwiegende körperliche Einschränkungen können eine Onlinesucht begünstigen.

Steffen B. ist etwas schüchtern, sonst aber »ein ganz normaler Kerl«. Nach Abschluss einer Schreinerlehre wird er im Ausbildungsbetrieb übernommen. Seine Arbeit macht ihm viel Spaß, er ist mit seiner Lebenssituation zufrieden.

Als Ausgleich zu seiner Arbeit setzt er sich abends für circa eine Stunde an den PC, surft und informiert sich über das Weltgeschehen. Er empfindet dies als wesentlich zielgerichteter und auch einfacher, als Tageszeitung zu lesen oder die Nachrichten im Fernsehen zu sehen.

Als er 25 Jahre alt ist, muss sein Betrieb Insolvenz anmelden, er verliert seine Arbeitsstelle. Im Rahmen der nun mehr vorhandenen Zeit steigert er die Onlineaktivität zunächst moderat, er beginnt immer mehr, auch »ziellos« im Internet zu surfen, zahlreichen Links zu folgen. Trotz über achtzig Bewerbungen, findet er keine neue Arbeitsstelle. Es entsteht eine Selbstwertproblematik und zunehmende Unzufriedenheit mit seiner Lebenssituation. Während er aber am PC oder Smartphone surft, kann er seine Unzufriedenheit mit sich selbst und seiner Situation vergessen. Er fühlt sich kompetent. Egal welche Information er sucht, er findet sie. Langeweile und Unzufriedenheit kommen in der Zeit, in der er online ist, nicht auf. Mit der Zeit entsteht zusätzlich eine Angst, wichtige Informationen zu verpassen, wenn er nicht online ist. Es entwickelt sich immer mehr ein Druck in ihm, möglichst die ganze Zeit online zu sein. Ständig versichert er sich auf Nachrichtenseiten, ob etwas Neues in der Welt passiert ist.

Zusätzlich erweitert er fortwährend sein Wissen über immer ausgedehnteres Surfen, bekommt hierüber ein Gefühl der Kontrolle und Kompetenz. Immer verbunden mit der Angst, diese Kompetenz zu verlieren, wenn er nicht mehr auf dem Laufenden bleibt. Schließlich bleibt ihm für die alltäglichen Anforderungen kaum noch Zeit, Behördengänge werden vernachlässigt, eine Bewerbung hat er schon lange nicht mehr geschrieben. Zunehmend vernachlässigt er seine Ernährung, bewegt sich kaum noch, geht nur noch vor die Tür, um sich Tiefkühlpizzas zu kaufen.

Er nimmt deutlich an Gewicht zu (zwanzig Kilo in zwei Jahren). Auch für die tägliche Körperhygiene nimmt er sich keine Zeit mehr, er verwahrlost mehr und mehr. Es kommt dazu, dass er bis zu 22 Stunden täglich im Internet surft, erst wenn er die Augen gar nicht mehr aufhalten kann, legt er sich für zwei Stunden hin, hält sich ansonsten mit Unmengen Kaffee wach. Zwar entwickelt Steffen langsam ein Problembewusstsein, er sieht aber zunächst keine Möglichkeit, sein Verhalten zu ändern, Selbstregulierungsversuche scheitern kläglich. Erst durch die Annahme eines Ein-Euro-Jobs unter Androhung des Verlustes seiner Bezüge durch die Arbeitsagentur kommt es wieder zu einer Reduzierung der Onlinezeit. Trotzdem bleibt er jede freie Minute im Internet. Als er sich schließlich in Behandlung begibt, surft er immer noch mehr als zwölf Stunden täglich.

Malena A. lebt bis zu ihrem vierzehnten Lebensjahr in Berlin. Sie hat einen großen Freundeskreis, mit dem sie sich regelmäßig trifft. Dreimal in der Woche spielt sie mit ihren Freundinnen und Freunden ein Computerspiel über das Internet, bei dem immer fünf gegen fünf Personen spielen.
Da der Vater eine neue Stelle in Baden-Württemberg annimmt, zieht die Familie nach Stuttgart um. Malena rebelliert gegen diesen Umzug, will nicht mit, muss aber natürlich mit ihrer Familie mitziehen. Sie lässt ihren gesamten Freundeskreis zurück, fühlt sich »herausgerissen«. Sie nimmt eine Trotzhaltung ein, weigert sich, sich im neuen Umfeld einzugliedern oder sich um neue Freunde zu bemühen. Die Eltern machen vielfältige Versuche, laden Kinder von Arbeitskollegen ein, melden sie in Sportvereinen an … Malina weigert sich! Sie will zurück nach Berlin zu ihren Freundinnen. Über das Spiel ist es ihr möglich, den Kontakt zu ihren Freundinnen zu halten, es ist wie ein »Stück Heimat«.
In ihrer Freizeit macht sie nichts anderes mehr. Wenn ihre Leute aus Berlin nicht »on« sind, spielt sie eben mit anderen, baut sich so im Netz einen riesigen Bekanntenkreis auf. Reale Kontakte, Schule, die Beziehung zu den Eltern: All das ist unwichtig für sie. Nur das Internet, das verbliebene »Stückchen Heimat« zählt.
Sieben Jahre später kommt sie auf massiven Druck der Eltern in Therapie. In Baden-Württemberg hat sie nach wie vor keinen einzigen Freund, keinerlei Kontakte oder Anbindungen. Erst nach und nach wird ihr in der Therapie klar, wie sehr sie sich letztendlich selbst geschadet hat.

Es scheint auch eine ganze »Community« von jungen Spätaussiedlern zu geben, die über das Internet intensiv Kontakt in »die alte Heimat« halten, sich so aber das Ankommen hier massiv erschweren und schließlich mehr online als hier und jetzt leben. In Therapie sehen wir diese Gruppe aber nur selten, die Hemmschwelle, sich in Deutschland in Behandlung zu begeben, scheint hier noch sehr hoch.

Arbeitsplatzverlust, Scheidung der Eltern, häufiger Umzug, Herausgerissenwerden aus dem sozialen Umfeld oder der Kultur, ein plötzlicher Tod in der Familie. Die Liste von Lebensumständen, die dazu beitragen können, dass eine Onlinesucht entsteht, ist lang.

Timo R. wächst zunächst bei seinen leiblichen Eltern, später – nach der Trennung seiner Eltern – bei seiner Mutter in einem Dorf auf. Er ist sozial gut integriert, hat viele Freunde, ist im Sportverein aktiv und oft mit seinen Freunden unterwegs. Wie viele seiner Freunde spielt er regelmäßig Computerspiele, aber immer in einem zeitlich begrenzten Rahmen. Seine anderen Aktivitäten sind wichtiger für ihn. Selten spielt er mehr als eine Stunde täglich. Im Alter von sechzehn Jahren kommt es dann zu einem einschneidenden Ereignis. Nach dem Besuch eines Dorffestes wird er auf dem Nachhauseweg von drei Unbekannten überfallen, zusammengeschlagen und ausgeraubt. Zwar trägt er keine schwerwiegenden körperlichen Folgen davon, schlimmer sind für ihn aber die seelischen Narben. Die Polizei ermittelt, die Täter werden aber nie gefasst. Nach diesem Erlebnis ist sein Sicherheitsgefühl tief erschüttert, ständig hat er Angst, dass ihm etwas Ähnliches noch einmal passieren könnte. Er zieht sich immer mehr zurück, geht immer weniger aus dem Haus. Da er mit der Zeit zu Hause etwas anfangen muss, beginnt er, vermehrt am Computer zu spielen. Hier hat er schnell Erfolgserlebnisse. Auch fühlt er sich in dieser Welt sicher, hat das Gefühl, hier das Geschehen kontrollieren zu können, ganz im Gegenteil zu seinem Leben im »real life«, das ihm unkontrollierbar erscheint. Er spielt durchschnittlich zehn bis vierzehn Stunden täglich, hierunter leidet die Schule, er schafft den Schulabschluss nicht. Zuvor sehr sportlich, bewegt er sich nun kaum noch, wird übergewichtig. Trotz des fehlenden Schulabschlusses schafft es seine Mutter, ihm über Beziehungen eine gute Ausbildungsstelle zu verschaffen. Als Timo sich mit neunzehn Jahren in Therapie begibt, ist sein Ausbildungsplatz aufgrund von Fehlzeiten und Übermüdung am Arbeitsplatz nach nächtelangem Durchspielen massiv gefährdet. Trotz einer beginnenden Einsicht in die Problematik ist es ihm nicht gelungen, sein Spielverhalten einzuschränken.

Wie in diesem Beispiel deutlich wird, können auch Traumatisierungen zu einer Onlinesucht führen. Immer wieder beschreiben uns Patienten, dass es Ereignisse in ihrem Leben gab, die ihr Sicherheitsgefühl erschüttert haben. Dagegen empfinden sie es als wesentlich sicherer, im Internet zu kommunizieren und zu handeln. Dies werde ich im nächsten Kapitel weiter ausführen.

Eine Traumatisierung kann dazu führen, dass das Sicherheitsgefühl grundlegend erschüttert ist. Betroffene ziehen sich in den vermeintlich sichereren Rückzugsort des Internets zurück. Sie verlegen letztendlich ihren Lebensmittelpunkt dorthin.

Michael F. ist schon immer etwas übergewichtig. Im Schulsport auf der Grundschule wird er beim Zusammenstellen einer Mannschaft oft zuletzt gewählt. In der Pause ist schnell klar, dass er beim Fangen nicht mitspielt. Er wird sowieso immer als erster gefangen. Freunde zu finden, fällt ihm schwer. Später auf der Hauptschule wachsen sich Ausgrenzungen zu massivem Mobbing aus. »Das dicke Pickelgesicht« ist noch einer der nettesten Spitznamen seiner Mitschüler für ihn. Auch Schläge sind nicht selten. Aus Mangel an Freunden zieht er sich viel zurück, beginnt ein Onlinerollenspiel. Hier kann er sich anders darstellen, findet schnell »Freunde«. Er merkt, dass er gut ist im Spiel, wird von anderen anerkannt, schließlich zu einer Führungsfigur, einem »Gildenleader«.

> Der Beginn von WOW[1] war wie eine Geburt für mich …

Behalten Sie dieses Zitat einmal im Hinterkopf, wir werden es an anderer Stelle in diesem Buch noch vervollständigen.

Auch Ausgrenzungen, Außenseitertum, Mobbing können die Grundlage dafür sein, in eine andere »bessere« Welt abzutauchen.

Viele weitere Faktoren können bei der Entstehung einer Onlinesucht entscheidend sein. Welche Rollenvorbilder habe ich? Wie gehen meine Bezugspersonen mit dem Internet um? Wie häufig ist die

1 World of Warcroft, eines der meistgespielten Onlinerollenspiele der Welt.

»Peergroup« online? Also die Gemeinschaft der Gleichaltrigen, die Freunde, die ja irgendwann wichtiger werden als die elterlichen Einflüsse. Geht es gar nicht mehr ohne virtuelles soziales Netzwerk? Findet Kommunikation nur noch hierüber statt? Spielen die Freunde viel im Internet? Oder stehen doch noch andere Aktivitäten im Vordergrund (das wäre dann eher ein Schutzfaktor)? Bin ich selbst eher schüchtern und habe Schwierigkeiten, auf andere zuzugehen? Habe ich gute Problemlösefähigkeiten? Habe ich vielfältige Interessen? Habe ich Ziele im Leben? Oder weiß ich nichts mit mir anzufangen? Sie dürfen die Liste gerne weiter vervollständigen!

Mit unseren Patienten entwerfen wir ein sogenanntes »biopsychosoziales Verstehensmodell« ihrer Erkrankung. Das ist ein sehr hochtrabender Begriff, heißt aber letztendlich nichts anderes, als dass wir zusammentragen, welche Faktoren zusammengekommen sind, damit die Krankheit entstehen konnte. In Abbildung 7 können Sie ein solches mit Patienten entwickeltes Modell sehen.

Was kann man nun mit diesem Verstehensmodell verdeutlichen?

Nicht wenige Betroffene haben folgende Idee:

» Ich muss die **eine** Ursache für meine Probleme finden, dann ist alles gut. «

Sehen Sie sich noch mal Abbildung 7 an, insbesondere die ganzen Querpfeile. Probleme in der Familie können dazu führen, dass jemand Ablenkung und Entlastung in übermäßigem Essen findet. Hieraus entwickelt sich ein Übergewicht. Wegen des Übergewichts kommt es zu Hänseleien in der Schule. Mobbing kann die Folge sein. Der Selbstwert wird dadurch angegriffen. Zunehmende Unsicherheit ist die Folge. Zur Bewältigung wird wieder vermehrt gegessen, was das Übergewicht und infolgedessen das Mobbing verstärkt. Einsamkeit und Depressionen sind die Folge. Und das alles kann schließlich dazu beitragen, dass sich jemand vermehrt in virtuelle Welten zurückzieht.

Sie merken, wie komplex die Zusammenhänge sind.

Es gibt Ausnahmen, bei denen man wirklich eine einzige gut umschreibbare Ursache finden kann. Die Realität ist aber meist viel komplizierter. Es müssen eine Menge verschiedener Faktoren zusammenkommen, damit jemand eine Onlinesucht entwickelt. Und

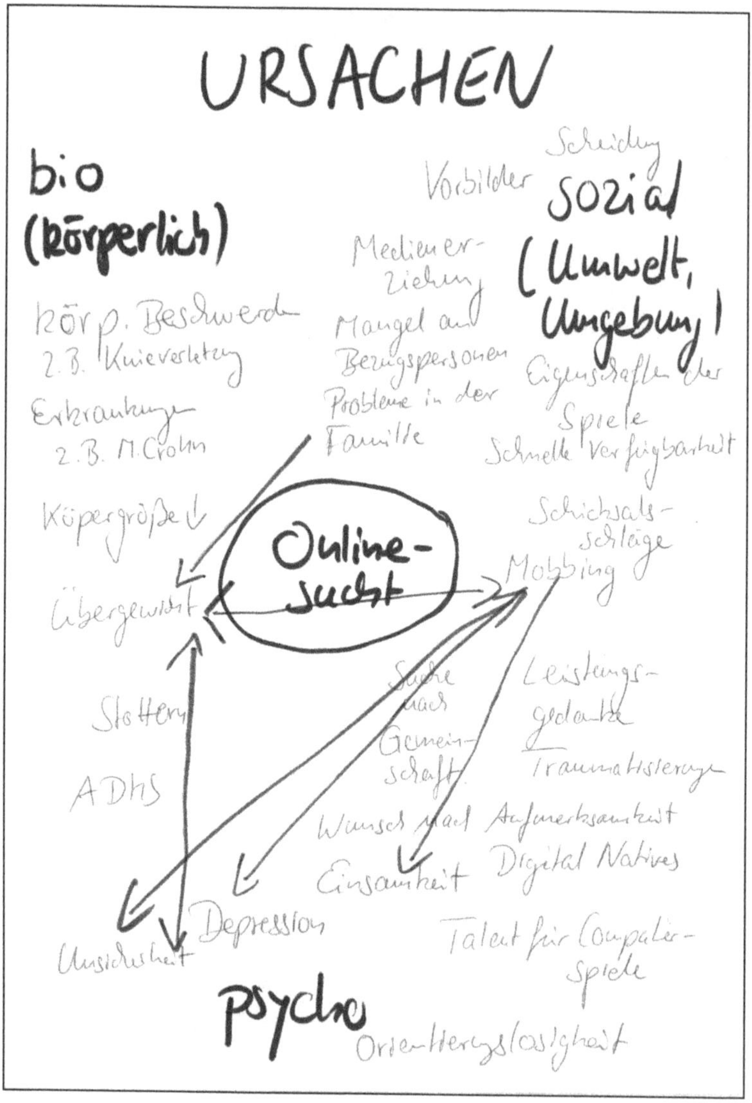

Abbildung 7: Gruppenarbeit biopsychosoziales Verstehensmodell

diese Ursachen wiederum können noch zusammenhängen, sich gegenseitig bedingen, miteinander verflochten sein. Den Zahn mit der »einen Ursache« muss ich meinen Patienten leider häufig ziehen. Dass das Ausmerzen einer Ursache in der Regel nicht funktioniert, kann man mit so einem Modell sehr gut verdeutlichen. Das kann erst einmal entmutigen. Man kann aber auch gleich wieder Hoffnung wecken. Denn es wird auch deutlich, dass man ganz viele kleine Rädchen findet, an denen man drehen kann, so dass Veränderung entsteht. Wenn man in die richtige Richtung dreht.

Ein anderer Satz, den ich häufig höre:

> Wie dumm bin ich eigentlich, wegen so etwas mein Leben wegzuwerfen?

Noch mal: Sehen Sie sich das hochkomplexe Schaubild an. Beachten Sie, wie viel verschiedene, sich gegenseitig beeinflussende Faktoren zusammenkommen können, so dass jemand schließlich in einer Onlinesucht landet. Hat das wirklich etwas mit Dummheit zu tun? Oder ist es nicht eher fast zwangsläufig, dass manche Menschen dort landen?

Wenn Sie Betroffener sind: Dass es sehr gut nachvollziehbar, ja logisch ist, dass Sie in eine Onlinesucht hineingeraten sind, soll Sie nicht von ihrer Verantwortung freisprechen, sich um Gegensteuerung zu bemühen. Spätestens jetzt, da Sie dieses Buch in Händen halten und Ihnen Zusammenhänge klarwerden, sollten Sie diese Erkenntnisse dazu nutzen, aus dem Teufelskreis auszusteigen. Dafür ist es wichtig, dass Sie Ihre eigenen Symptome nicht nur verstehen, sondern auch würdigen können. Es geht darum, die Gründe *dahinter* zu erkennen. Denn an diesen Hintergründen müssen wir arbeiten, wenn wir die Onlinesucht loswerden wollen.

Es ist unfair und bringt Ihnen gar nichts, wenn Sie Ihr jüngeres Selbst mit dem Wissen von heute verurteilen. Wenn Sie damals, als Sie in die Misere hineingeraten sind, schon so schlau gewesen wären, hätten Sie wahrscheinlich anders gehandelt. Es ist wichtig, das eigene Handeln besser zu verstehen. Es ist wichtig zu akzeptieren, dass Ihr Verhalten möglicherweise damals die beste Alternative war, um schwierige Lebenssituationen zu überstehen. Ja, vielleicht hat es Ihnen in ganz schwierigen Phasen sogar das Leben gerettet, weil sonst alles ausweglos gewesen wäre. Ich kenne zumindest viele Patienten, bei denen das genau so zutrifft.

Es war möglicherweise eine Art Selbstmedikation, ein Selbstheilungsversuch. Es mag einmal die bestmögliche Alternative gewesen sein, um überhaupt weiterzumachen. Langfristig hat es aber auch viel Schaden angerichtet. Dieses Buch soll Ihnen helfen, zukünftig bessere Alternativen zu finden.

Und wenn Sie Angehöriger sind, so hoffe ich auch, dass dieses Kapitel Ihnen geholfen hat, Ihr Kind, Ihren Partner, Ihren Bruder oder Ihre Schwester wieder besser zu verstehen.

Um dieses Verständnis noch weiter zu vertiefen, müssen wir jetzt noch klären:

Warum gerade das Internet?

Was ist das Besondere an den Aktivitäten im Internet, dass Menschen so fasziniert davon sind, so darin versinken, ja sich so darin verlieren können?

Im Internet wird die Welt einerseits größer und weiter, andererseits aber auch kleiner. Wir können durch das historische Rom wandeln oder uns in Zukunftswelten bewegen. Tolkiens Hobbingen kann zu unserem Heimatdorf werden, wir können uns als Eroberer die Welt untertan machen. Innerhalb von Sekunden können wir in Kontakt treten mit Menschen aus Australien, Singapur, Südafrika. Was wir dafür tun müssen? Circa zwei Klicks (na ja, und manchmal wegen der Zeitverschiebung mitten in der Nacht wach sein). Wir können uns mit diesen Menschen austauschen, viel über fremde Kulturen aus erster Hand lernen und müssen dafür unser Wohnzimmer nicht verlassen. Und wir können kreativ sein, in andere Rollen schlüpfen, das Geschehen aktiv mitgestalten ... anders als sich stumpfsinnig und passiv vom Fernsehprogramm berieseln zu lassen!

Jugendliche können sich von der Erwachsenenwelt abgrenzen, eigene Welten erschaffen und sich auch über eine fast eigene Sprache (die hauptsächlich aus Abkürzungen und Anglizismen besteht) soweit von den Erwachsenen entfernen, dass diese sie kaum noch verstehen. Das ist erstmal nichts Krankhaftes. Das ist für Jugendkulturen typisch. Mit dem Medium Internet ist das besonders gut möglich!

Das Internet hat also viele positive Eigenschaften. Das wissen wir alle. Ich möchte verdeutlichen, dass ich das Internet keinesfalls verteufele! Ich stehe ihm prinzipiell positiv gegenüber.

Aber es gibt auch Gefahren, und ich fürchte ein wenig, dass die rasante Entwicklung des Internets uns alle etwas überrollt hat. Ein Beispiel dafür ist, dass Kinder schon in der Grundschule regelmäßig bei »Google« recherchieren oder Powerpoint-Vorträge vorbereiten sollen. Das Thema Sicherheit im Internet kommt später. Wenn überhaupt. Sollte es nicht umgekehrt sein? Das Internet mit seinen unglaublichen Möglichkeiten hat uns fasziniert und begeistert, die Entwicklung war rasend schnell. Dass es auch Gefahren gibt, wie diese aussehen und wie wir ihnen begegnen können, müssen wir jetzt nach und nach »auf die harte Tour« lernen.

Beispiele für Gefahren sind Datenschutz, Cybermobbing, Jugendgefährdung und viele andere. Um diese soll es hier aber nicht gehen. Ich will mich auf die Gefahren, die dazu beitragen können, eine Onlinesucht zu entwickeln, konzentrieren.

Und da ich schon im Medizinstudium so schlaue Weisheiten wie »häufiges ist häufig« gelernt habe, will ich mit dem beginnen, was uns im klinischen Alltag am meisten begegnet. Nämlich mit Menschen, die sich in Onlinespielen verloren haben. Dazu ist es zunächst wichtig, die besonderen Eigenschaften von Onlinespielen zu verstehen (siehe hierzu auch Kapitel 3: Was passiert da eigentlich im Internet?).

Onlinespiele sind endlos.

Damals in der »guten alten Zeit«, als ich auf meinem C64 erste Erfahrungen mit Computerspielen machte, sah das Ganze so aus: Ich fing an zu spielen, speicherte zwischendurch immer wieder ab, machte etwas anderes, spielte später an genau der gleichen Stelle weiter, und irgendwann war das Spiel einfach fertig. Durchgespielt. Also wendete ich mich wieder einer anderen Tätigkeit zu, las ein Buch, ging raus mit Freunden, vielleicht lernte ich sogar was. Das Spiel war zu Ende.

Heute? Sind Onlinespiele meist endlos. Eine offene Welt, die man erkunden kann. Bei vielen Spielen werden einmal pro Woche neue Inhalte aufgespielt. Solange es sich für die Anbieter finanziell rechnet, geht es immer weiter. Und nicht nur das: Wenn ich nicht im Spiel anwesend bin, verpasse ich auch etwas. Das Spiel läuft ohne mich weiter. Während ich nicht dabei bin, können andere ihre Spielfiguren weiterentwickeln, ich nicht. Andere könnten in dieser Zeit Erfolge erringen, mich überholen, sich in den ewigen Bestenlisten nach vorne schieben.

Das Spiel läuft ohne mich weiter.

Es wird klar, dass der Druck, weiterzuspielen, häufiger online zu sein, dadurch wächst. Und nicht nur dadurch. Bei den meisten großen Spielen sind die Aufgaben irgendwann nicht mehr alleine lösbar.

Ich muss mich mit anderen Spielern zusammenschließen, zu einer Gilde oder einem Clan. Und die anderen Spieler verlassen sich dann auch auf mich. Jeder hat eine gewisse Aufgabe, ist ein Rädchen im Getriebe, ohne das das Ganze kaum funktioniert.

Die anderen verlassen sich auf mich.

Da kann ich nicht einfach wegbleiben. Wenn die anderen losziehen, muss ich dabei sein. Ein sozialer Druck, häufig im Spiel zu sein, entsteht.

> Irgendwann hat das Spielen keinen Spaß mehr gemacht. Es wurde zur Arbeit mit einem 18-Stunden-Tag.
> *Manfred B., 34*

In den meisten Spielen besteht eine relative Unsterblichkeit. Das heißt, man kann zwar einmal kurzzeitig versterben. Der Gegner war zu stark. Wenig später kann man aber mit nur sehr geringen Nachteilen wieder auferstehen und ganz normal weiterspielen. Reizvoll, oder? Auf viele unserer Patienten übt dies eine große Faszination aus.

Ich bin unsterblich.

Und dann das Belohnungssystem innerhalb der Spiele: Man kann nur den Hut ziehen vor den Spieleentwicklern. Extrem gut gemacht!

Die Gefahr besteht im ausgeklügelten Belohnungssystem.

Zunächst erfolgt eine fast ständige Belohnung. Man muss sich kaum dreimal umdrehen, schon ist man ein Level aufgestiegen, hat schönere Kleider, bessere Waffen, und es ist auch schon jemand vorbeigelaufen und hat dir ein paar aufmunternde Worte zugeworfen:

> Schön, dass du da bist.
>
> Machst du aber gut!

Das ist eine hervorragende Kundenbindung mit ständigem Reiz weiterzuspielen. Da kann die reale Welt kaum mithalten.

> Beim Spielen von Onlinerollenspielen bekomme ich Lob und Anerkennung im Sekundentakt. Bis mein Meister bei der Ausbildung zum Dachdecker mir zum ersten Mal auf die Schulter klopfte und sagte: ›Gut gemacht‹, verging ein dreiviertel Jahr …
> *Björn A., 20*

Um zu verstehen, was bei diesen Spielen passiert, habe ich einige der neueren Spiele selbst angespielt. Dies ist etwas, was ich allen Angehörigen auch empfehle, aber dazu kommen wir später. Ich habe mich dabei sicher nicht besonders geschickt angestellt, ich bin nicht besonders gut im Computerspielen. Trotzdem kam ich ganz schnell in einen Modus, dass es mir Spaß gemacht hat. Dass ich das Gefühl hatte, es läuft gut. Dass ich weiterspielen wollte!

Man kommt schnell in ein »Flow-Erleben«. Auf Deutsch: Das läuft hier wie geschmiert!

Man kommt schnell in ein Flow-Erleben.

Flow-Erlebnisse kennen wir alle. Es gibt so Tage, da geht einem bei der Arbeit alles ganz leicht und selbstverständlich von der Hand. Oder es klappt alles beim Sport, jeder Ball trifft ins Schwarze. Wir vergessen die Zeit und gehen ganz in unserer Tätigkeit auf. Dieser Zustand kommt aber im realen Leben relativ selten vor. Bei Computerspielen dagegen können Sie leicht und häufig in ein Flow-Erleben kommen. Das liegt auch daran, dass man in Onlinewelten so tief eintauchen kann.

In Onlinewelten kann man tief versinken.

Das ist zunächst einmal nichts Schlimmes. Ich kenne das von mir auch, beispielsweise bei einem guten Buch. Da kann ich schon mal so tief in der Handlung versinken, dass neben mir eine Vase umfällt, und ich bekomme es gar nicht mit. Solche Bücher bekommt man leider selten in die Hand. Computerspiele sind jedoch so konzipiert, dass es Ihnen sehr leicht und schnell passieren kann, komplett darin einzutauchen. Man vergisst die Zeit und bleibt viel länger »drin«, als man eigentlich wollte.

Dabei spielen die visuellen Reize und das oben beschriebene Belohnungssystem eine wichtige Rolle.

Ganz am Anfang meiner Arbeit mit Betroffenen hat mich eine Sache ziemlich verblüfft: Sehen Sie sich einmal im Internet einen Trailer von einem der großen Onlinespiele an. Es scheint um Macht, Mut, Stärke, großes Abenteuer, epische Schlachten zu gehen. Ist auch so. Für Onlinesüchtige tritt aber ein ganz anderer Aspekt in den Vordergrund. Immer wieder hörte ich Sätze wie:

> Für mich war besonders wichtig, dass ich dort die ***Kontrolle*** über das Geschehen hatte!

Denken Sie an das Beispiel von Timo aus dem vorherigen Kapitel. Er zieht sich aus einer unsicher gewordenen, Angst machenden Welt zurück in eine Welt, die er als sicherer empfindet.

> Online habe ich die Kontrolle und bin sicherer.

Warum erscheint Betroffenen die Welt der Onlinespiele sicherer als das reale Leben?

Das liegt zum einen an ganz klar definierten Regeln. Ich muss sie mir nicht einmal durchlesen oder sonstwie aneignen, ich lerne sie einfach automatisch beim Spielen.

> Beim Spielen von ›Runes of Magic‹ war mir immer klar, was als nächstes passiert. Es gab klare Regeln, die ich sehr schnell verstanden habe und auf die ich mich verlassen konnte. Im Real Life dagegen wusste ich nie genau, was mir als nächstes geschieht. Das machte mir Angst.
> *Alina R., 22*

Im Internet gibt es geradezu ein Sicherheitsnetz. Zum Beispiel die »Ignorefunktion«. Wenn mich jemand nervt, beleidigt oder mir zu nahekommt, setze ich ihn auf »Ignore«. Weg ist er, ich muss ihn nicht mehr hören. Praktisch, oder? Würden wir uns das im realen Leben nicht auch manchmal wünschen? So etwas gibt es aber nicht. Hier müssen wir uns mit dem Gegenüber auseinandersetzen.

Sie merken, wir verlassen hier den Bereich, der ausschließlich für Onlinespiele gilt. Dies trifft natürlich genauso für soziale Netzwerke und fürs Chatten übers Handy zu. Hier ist bei der Kommunikation mit anderen immer eine Distanz gewahrt. Man sieht sich nicht, hört sich nur oder schreibt sich oder verkehrt miteinander über einen

Avatar. So verspüren viele Menschen genug Sicherheit und Kontrolle, in einer ansonsten unsicheren Welt soziale Kontakte zu pflegen. Und als »Herdentiere« ist uns dies ein Grundbedürfnis!

Auch beim exzessiven Surfen ist das Thema Kontrolle oft zentral. Steffen B. aus unserem Fallbeispiel im letzten Kapitel fühlt sicherheitsgebende Kontrolle und Kompetenz durch sein ständiges Auf-dem-Laufenden-Bleiben.

Bei der Internetkommunikation kann man nur die Seite von sich zeigen, die man auch zeigen will. Der Rest bleibt erst einmal im Dunkeln. Ja, man kann sich sogar ganz neu erfinden. Dabei empfinden viele Onlinesüchtige dies nicht als »Betrug«. Im Gegenteil, sie haben das Gefühl, sich im Internet endlich einmal so zeigen zu können, wie sie sich eigentlich sehen oder zumindest gerne sehen wollen.

> » In der Klasse war ich immer der Picklige, der Dicke, der Nerd, der Außenseiter. Egal wie ich mich verhalten habe, diesen Stempel bin ich nicht mehr losgeworden. Online dann hatte ich die Chance auf einen Neustart. Es war ein tolles Gefühl, auch mal dazuzugehören, akzeptiert zu werden! «
>
> *Michael F. kennen wir schon aus dem letzten Kapitel.*

Im Internet kann ich der sein, der ich gerne sein will.

Und nicht nur das. Bei Onlinespielen kann ich auch viel Anerkennung durch andere erfahren, wenn ich gut im Spiel bin. Dafür muss ich viel Zeit investieren. Menschen, die sonst Außenseiter und Randfigur sind, können so zur Führungsfigur, zum »Gildenleader« werden. Im sozialen Netzwerk kann ich zu einem beliebten und gefragten Ansprechpartner und Ratgeber werden. Dafür muss ich möglichst häufig »on« sein. Beim exzessiven Surfen kann ich mir eine große Menge an Wissen aneignen und so ein Gefühl von Kompetenz entwickeln.

Online sind Erfolge und Anerkennung leichter zu erreichen als im realen Alltag.

Virtuelle Anerkennung kann zu einem Aufbau des Selbstbewusstseins und Selbstwertgefühls führen – leider ebenfalls nur virtuell. Der Transfer in die reale Welt gelingt meiner Erfahrung nach nur selten. Was schade ist, denn oft zeigen sich online Fähigkeiten, die man auch im normalen Alltags- und Berufsleben gut gebrauchen könnte, zum Beispiel gute Englischkenntnisse, Durchhaltevermögen, Frustrationstoleranz, Führungsqualitäten. Siehe dazu auch Kapitel 4.

Welche Bedürfnisse durch die Onlineaktivität abgedeckt werden, will ich Ihnen anhand einer Gruppenarbeit von zehn Patienten verdeutlichen. Aufgabe war, alles schriftlich festzuhalten, was an ihrem exzessiven Internetgebrauch gut war.

Was hat mir mein exzessiver Onlinegebrauch gebracht?

- ☐ Viel Spaß (4x)
- ☐ Freude
- ☐ Ablenkung (2x)
- ☐ Ablenkung von der Realität
- ☐ Ablenkung von Problemen
- ☐ Ausblenden der Realität (Probleme, Ängste, Sorgen)
- ☐ Flucht vor der Realität (2x)
- ☐ Flucht vor der Einsamkeit (2x)
- ☐ Vergessen für den Moment (2x)
- ☐ Kopfkino ausschalten
- ☐ Niemand stellt Fragen
- ☐ Zeit totschlagen
- ☐ Zerstreuung
- ☐ Gefühl, etwas zu tun
- ☐ Struktur (3x)
- ☐ Kontrolle über das Geschehen (4x)
- ☐ Verarbeitung der Vergangenheit (Mobbing) (2x)
- ☐ Aggressionsabbau (3x)
- ☐ Trost
- ☐ Stressabbau
- ☐ Ruhepol, Beruhigung
- ☐ Neue Freunde/Leute kennengelernt (4x)
- ☐ Dazugehörigkeit, Gemeinschaft mit Gleichgesinnten, Zusammenhalt (3x)
- ☐ Emotionalität
- ☐ Simulation von Leben
- ☐ Neugier befriedigen
- ☐ Neues ausprobieren
- ☐ Neu anfangen können

- ☐ Jemand anderes sein können
- ☐ In den Charakter hineinversetzen
- ☐ Einfachheit des virtuellen Lebens
- ☐ Leben ohne Tod (2x)
- ☐ Zwanglos alles ausprobieren können
- ☐ Aufbauen können, was man sich in der Realität wünschte (Job, Kinder, Frau)
- ☐ Man kann sich etwas erarbeiten (im Spiel)
- ☐ Erfolg durch Üben/Training
- ☐ Geld verdienen (für andere »hochleveln«)
- ☐ Kompetenzen im Umgang mit Medium erwerben
- ☐ Allgemeinwissen verbessern
- ☐ Sprachkenntnisse (Englisch) ausbauen
- ☐ Offener/sprachgewandter werden (2x)
- ☐ Herausforderungen suchen und bewältigen (3x)
- ☐ Führungsrolle einnehmen (2x)
- ☐ Wichtig sein
- ☐ Anerkennung von anderen bekommen (7x)
- ☐ Selbstbewusster und selbstsicherer werden (4x)

Diese ganzen positiven Auswirkungen des ständigen Onlineseins sind sehr wichtig für die Therapie. Wie können Betroffene lernen, sich diese Bedürfnisse auch im realen Leben zu befriedigen? Die Frage, wie man lernen kann, wieder Spaß am Leben zu entwickeln, sich sinnvolle Auszeiten zu nehmen, Tagesstruktur zurückzugewinnen, Frust abzubauen, neue Kontakte zu knüpfen und Selbstsicherheit aufzubauen, wird uns in Kapitel 4 weiter beschäftigen.

Kapitel 3: Nicht mehr hilflos daneben stehen – Was Sie als Angehöriger tun können

Einleitung

» Es zehrte so an meinen Kräften.

Die ständigen Kämpfe und Sorgen machten mich mürbe.

Hilflos zusehen zu müssen, wie sie ihr Leben wegwarf, war die Hölle. «

Dies sind einige Zitate Angehöriger, wie ich sie häufig zu hören bekomme. Angehörige leiden oft genauso unter der Onlinesucht wie die Betroffenen selbst. Sie wollen helfen, wissen aber nicht, wie, und stehen hilflos daneben. Ganze Familiensysteme werden belastet. Eltern streiten sich über die richtige Vorgehensweise, wie sie ihrem Kind am besten helfen. Partner wollen der Kinder zuliebe die kaum noch vorhandene Beziehung retten. Wie aber kann ein Angehöriger den Veränderungsprozess des Onlinesüchtigen in Richtung eines Auswegs aus dem exzessiven Internetkonsum unterstützen? Wichtig zu wissen, ist, dass Angehörige unter dem Problem leiden, aber manchmal auch Teil des Problems sind. Eine problematische Eltern-Kind-Beziehung oder auch Versäumnisse in der (Medien-)Erziehung sind nicht selten mitursächlich für die Onlinesucht (siehe Fallbeispiele in Kapitel 2). Dabei handeln Angehörige fast immer nach bestem Wissen und Gewissen. Es geht also nicht darum, den Angehörigen Vorwürfe zu machen, sondern ihnen zu helfen, die Betroffenen besser zu verstehen. Sie sollen wieder in die Lage kommen, einen guten Kontakt zu ihren Lieben herstellen zu können. Sie sollen Handwerkszeug bekommen, wie sie *aktuell* helfen können. Und sie sollen sich klarmachen, dass auch sie sich mit ihren Problemen Hilfe holen dürfen. Genau um diese Punkte soll es im Folgenden in diesem Kapitel gehen.

Was passiert da eigentlich im Internet?

> Der Heal war eigentlich durch.
>
> Der Loot macht mich aggro!
>
> Der BM-Hunter spannt nur Auto-Shot und hat ne Low-Bob-Skilling!
>
> OOM sind Hot's relativ schwierig.

Sie verstehen nur Bahnhof?

Kein Wunder, denn hier sprechen Insider. Jugendlichen war es schon immer wichtig, eine eigene Kultur zu entwickeln und sich von der Erwachsenenwelt abzugrenzen. Die vielen verschiedenen Fachbegriffe und die im Laufe der letzten Jahre entstandene eigene Sprache innerhalb der Onlinewelten eignen sich hervorragend für solch eine Abgrenzung. Das ist erst mal nichts Schlimmes.

Aber: Um mit dem Angehörigen wieder in Kontakt zu kommen, ist es wichtig, ihn oder sie zu verstehen. Was ist so faszinierend an diesen Welten, dass Menschen völlig darin abtauchen? Wenn Sie dies ein Stück weit nachvollziehen können, wird es Ihnen leichter fallen, Ihren Sohn, Ihre Tochter oder Ihren Partner wieder zu erreichen.

Deshalb soll dieses Kapitel dazu dienen, allen Angehörigen ein gewisses Basiswissen zu vermitteln.

Onlinerollenspiele

> Es gab nichts Geileres, als wenn wir zusammen einen der großen Bosse gelegt haben.
> *Zitat eines Gamers*

Wenn wir uns mit dem Thema Computerspielsucht beschäftigen, taucht ein Begriff immer wieder auf: *MMORPG*. Noch nie gehört?

Dies steht für

M*assiv(ly)*
M*ultiplayer*
O*nline*
R*oleplaying*
G*ame*

Jetzt alles klar???

Es handelt sich dabei um Spiele, die von vielen Spielern gleichzeitig gespielt werden (massivly multiplayer: teilweise mehrere Millionen Mitspieler, oft auf verschiedenen »Servern« mit mehreren Tausend Spielern unterteilt).

Diese Spiele können Sie nur im Internet spielen, offline funktionieren sie nicht.

Und: Sie schlüpfen dabei in eine andere Rolle mit teilweise unglaublichen Wahlmöglichkeiten. Das fängt schon beim Geschlecht an: Wollen Sie ein Mann oder eine Frau sein? Wie soll Ihre Figur aussehen? Frisur, Augenfarbe, Bart, Augenbrauen, dick, dünn, groß, klein … alles will gestaltet sein, genau so, wie es Ihnen gefällt.

Soll es ein ganz normaler Mensch sein? Oder doch eher ein Zwerg, Gnom, Nachtelf, Ork? Welche Charaktereigenschaften soll Ihre Figur haben? Und welchen Beruf? Jäger, Krieger, Hexer, Priester, Schmied, Magier? Soll sie zur guten oder zur bösen Seite gehören?

Die Wahlmöglichkeiten erscheinen unendlich.

Es ist der Einstieg in eine komplexe Welt. Haben Sie Ihre Figur gestaltet, beginnt das Spiel erst. Und es hält große Abenteuer, epische Schlachten, Freundschaften, Erfolge und Anerkennung für Sie bereit.

Normalerweise beginnen Sie bei Level 1 und müssen im Folgenden eine Vielzahl von Aufgaben (sogenannte »Quests«) erfüllen, um Ihre Spielfigur auf eine höhere Stufe zu bringen.

Am Anfang sind die Aufgaben noch alleine lösbar. Irgendwann im Spielverlauf kommen aber Aufgaben auf Sie zu, die Sie nicht mehr alleine lösen können. Dann müssen Sie sich mit anderen Spielern zusammenschließen, um zum Beispiel einen stärkeren computergesteuerten Gegner zu besiegen. Manchmal sind dies nur kurzfristige Bündnisse. Mit der Zeit werden Sie sich aber einer größeren Gemeinschaft (einer »Gilde«) anschließen, um die vielen komplexen Aufgaben bewältigen zu können. Hieraus entsteht dann ein gewisser sozialer Druck, Leistung im Spiel zu erbringen, da andere sich auf Sie verlassen. Um diese Leistung bringen zu können, müssen Sie viel Zeit investieren (siehe hierzu auch Kapitel 2). So kann der Einstieg in die Onlinesucht verlaufen.

Wichtig ist auch, etwas über die Bezahlsysteme der Onlinerollenspiele zu wissen. Hier gibt es verschiedene Formen: Beim Abomodell müssen Sie zunächst einmal das Grundspiel anschaffen. Das kostet zwischen 40 und über 100 Euro (wenn es mehrere Erweiterungen gibt). Danach fallen monatliche Gebühren an, damit Sie das Spiel weiter online spielen können, meist circa 15 Euro. Man wird schon ein bisschen Geld los, insgesamt bleiben die Kosten aber überschaubar. Hauptvertreter dieser Kategorie ist seit vielen Jahren »World of Warcraft«.

Bei einem anderen weniger verbreiteten Modell müssen Sie das Grundspiel kaufen, können danach dann ohne weitere Gebühr spielen (zum Beispiel bei »Guild Wars«).

Die im Moment verbreitetste Variante sind sogenannte »Free-to-Play«-Spiele. Klingt gut! Und tatsächlich können Sie diese Spiele völlig umsonst spielen. Zunächst einmal! Sie können Sie umsonst runterladen, eine monatliche Gebühr fällt auch nicht an. Um ein bisschen in diese Welten hineinzuschnuppern, bietet sich ein solches Spiel an. Ich habe selbst meine Erfahrungen mit solchen Spielen gesammelt, um ein bisschen reinzukommen. Zum Ausprobieren ist ein Free-to-Play-Spiel gut geeignet, denn gerade in der Anfangsphase kann man es sehr gut spielen ohne Geldeinsatz. Mit der Zeit merkt man aber, dass man schneller weiterkommt, wenn man in einem sogenannten »item-shop«, also einem Laden innerhalb des Spiels, Echtgeld investiert. Je nach Spiel sind die angebotenen virtuellen Waren unterschiedlich. Man kann Zaubertränke für die Spielfigur erwerben, mit denen man doppelte Punkte bekommt oder eine bessere Ausrüstung, manchmal auch einfach nur eine optisch andere Ausrüstung, um sich von den anderen Spielern zu unterscheiden. In manchen Spielen kann man auch neue Spielinhalte erwerben. Das Geschäftsmodell scheint so erfolgversprechend, dass viele große Spiele wie »Herr der Ringe Online« oder auch »Star Wars The Old Republic« vom Abomodell auf dieses System umgestellt wurden. Bezahlen kann man über Kreditkarten, Paysafekarten, teilweise auch über Handyrechnung. Ich habe viele junge Menschen gesehen, die auf diese Art mehrere Tausend Euro in Spielen gelassen und sich so verschuldet haben.

Ego-Shooter, Browsergames, Strategiespiele, Handyspiele, Mobas

Bei den Browsergames muss man nicht einmal mehr etwas herunterladen. Man geht einfach auf eine Seite im Internet, eröffnet einen Account, indem man einen Accountnamen und eine Email-Adresse eingibt, und spielt los. Diese Spiele funktionieren ungefähr so: Man muss erst mal Gold oder Rohstoffe sammeln. Hat man genug zusammen, kann man einen Auftrag erteilen, zum Beispiel ein Gebäude bauen zu lassen. Das dauert dann eine gewisse Zeit, sagen wir zwölf Stunden (je weiter man im Spiel vorankommt, desto länger dauern solche Aufträge). Nach zwölf Stunden wird der Bauarbeiter dann wieder frei, und ich kann das nächste Gebäude anfangen. Ähnlich wie bei den Free-to-Play-Spielen kann ich mir meistens gegen Echtgeld auch Spielwährung kaufen oder auch Schutz gegen Angriffe anderer Spieler, um schneller Fortschritte zu erzielen. Will man in einem Spiel schnell vorankommen, dann kann es notwendig sein, sich den Wecker mal auf 3.45 Uhr nachts zu stellen, wenn gerade um diese Zeit wieder ein Gebäude ausläuft. So kann es sein, dass ein Spiel anfängt, meinen Tagesrhythmus zu bestimmen... Und bin ich dann erst mal erfolgreich im Spiel, höre ich auch nicht mehr so schnell damit auf.

Spiele für Smartphones funktionieren oft nach einem ähnlichen Prinzip. Zwar muss man sich zuerst eine App runterladen, danach geht es aber häufig genauso weiter wie bei den Browsergames. Auch hier sind die Spiele zumeist zunächst kostenlos. Mit der Zeit kann man sich dann Vorteile »erkaufen«. Letztendlich gibt es auf den Handys die gleichen Spielegenres wie am Computer. Nur die ganz aufwendigen Onlinerollenspiele oder auch die grafisch sehr anspruchsvollen Spiele sind im Moment noch schlecht auf Smartphones oder Tablets zu spielen.

Sicher haben Sie schon von den sogenannten »Ego-Shootern« gehört, umgangssprachlich auch »Ballerspiele« genannt. Bei diesen Spielen handelt man aus einer Ich-Perspektive heraus so, als ob man eine Waffe in der Hand hätte. Diese Spiele sind als besonders gewaltverherrlichend oder auch im Zusammenhang mit Amokläufen in Verruf geraten. Sicher ist es richtig, dass man bei einem jugendlichen Attentäter höchstwahrscheinlich ein Ego-Shooter-Spiel auf dem Computer findet. Allerdings würde man bei seinen Opfern genauso wahrscheinlich ein entsprechendes Spiel finden, denn sie sind einfach sehr weit verbreitet. Als ich vor einigen Jahren eine Vortragsreihe in mehreren Schulen gemacht habe, haben mir circa zwei Drittel der Fünfzehnjährigen Jungs angegeben, einen Shooter zu spielen, und das waren alles andere als potenzielle Attentäter. Hier einen kausalen Zusammenhang herzustellen, erscheint mir doch sehr kurzgegriffen. Allerdings hatte ich einmal einen Patienten, der von sich selbst den Eindruck hatte, das Spielen eines Shooters habe seine Hemmschwelle gesenkt, eine echte Waffe abzudrücken. Im Rahmen eines multifaktoriellen Geschehens mit vielen anderen Gründen zusammen kann dies also möglicherweise eine Rolle spielen. Doch für die meisten unserer Patienten ist der Gewaltaspekt nicht der attraktive Part! Auch den Abbau von Aggressionen nennen nur wenige als entscheidenden Faktor. Stattdessen faszinieren sie die Anforderungen an Taktik, Strategie und gemeinsames koordiniertes Vorgehen im Spiel.

Die Mehrzahl unserer Patienten spielt Onlinerollenspiele. Die hier genannten Genres tauchen aber auch immer wieder auf. Zunehmend wichtig für unseren Kontext wird in den letzten Jahren die Klasse der sogenannten »Mobas«. Dies steht für »**M**ultiplayer **O**nline **B**attle **A**rena«.

Bekannteste Vertreter sind »DotA« (aus dem Warcraft-Universum), »Heroes of Newerth« und »League of Legends«, derzeit das meistgespielte Spiel der Welt. Bei dieser Art von Spielen treten meist zwei kleinere Teams gegeneinander an (zum Beispiel fünf gegen fünf) und müssen sich gegenseitig besiegen. Die Runden sind oft recht kurz (ungefähr dreißig Minuten), dafür werden nicht selten viele Partien hintereinander gespielt. Zumindest Onlinesüchtige machen das so.

Die Mobas haben sich als Mehrspielervariante aus sogenannten Strategiespielen weiterentwickelt. Strategiespiele selbst erfordern viel taktisches Geschick. Ein Patient hat sein Spiel als »komplizierteres Schach« bezeichnet. Sie werden nicht selten gegen einen Computer gespielt, also offline, und nicht gegen andere Spieler im Internet. Dabei kann man teilweise ganze Völker lenken und immer weiterentwickeln.

» Im Spiel konnte ich immer wieder ausprobieren, neu anfangen, ausprobieren, neu anfangen, bis ich die perfekte Taktik gefunden hatte. Im realen Leben kannst du es dir nicht leisten, so vorzugehen, da sind die Konsequenzen bei Fehlern viel schlimmer! «

Stephan, 31, Offline-Strategiespieler

Natürlich könnte ich die Erklärungen jetzt noch viel weiter ins Detail führen. Zum Beispiel könnte ich Ihnen erklären, dass die Strategiespiele wiederum unterteilt werden in Echtzeit-Strategiespiele und rundenbasierte Strategiespiele. Es gibt weitere Spielegenres wie beispielsweise die »Adventures«, die bei Onlinesüchtigen aber ganz klar eine untergeordnete Rolle spielen. Für einen ersten groben Überblick reichen die jetzt gegebenen Informationen. Wenn Sie tiefer in die Materie einsteigen wollen, informieren Sie sich bitte auf einschlägigen Internetseiten. Einfach in die Suchmaschine die Begriffe eingeben, Sie werden sicher fündig. Oder aber noch besser: Fragen Sie Ihren Angehörigen, denn der kennt sich wahrscheinlich sehr gut aus! Mehr dazu im Abschnitt: Wie Sie wieder an sie/ihn herankommen, S. 55.

Soziale Netzwerke

Ihnen etwas über soziale Netzwerke zu erzählen, ist wahrscheinlich wie Eulen nach Athen tragen. Facebook kennt jeder und auch What's app ist Ihnen sicher bekannt. Man erstellt sich ein Profil oder lädt sich eine App runter, zeigt dabei genau so viel von sich, wie man will, und kann loschatten und posten (= Einstellen eines Beitrages). Man hat Freundes- oder Kontaktlisten, und mit der Zeit wachsen diese immer weiter an. Bis man schließlich in verschiedenen Gruppen Mitglied ist, ständig trudeln neue Beiträge ein, in der Freundesliste sind mehr Menschen, die man gar nicht kennt, als wirkliche Bekannte. Das Lesen der Beiträge nimmt immer mehr Zeit in Anspruch, aber lesen muss man alles, denn man könnte ja was verpassen. Wenn wir mal ein Wochenende unterwegs sind und mein Sohn solange kein Internet auf seinem Handy hat, dann warten schon mal 900 neue Nachrichten auf ihn. Und ich glaube, er ist nicht besonders aktiv in dieser Hinsicht.

» wgd? gd? ag
Typischer Dialog aus einem Chatprogramm auf dem Smartphone «

Nicht nur in den Spielen haben wir es mit einer neuen Sprache zu tun, auch in den Chatrooms existieren neue Formen der Kommunikation. Ein sicher unvollständiges Glossar einiger häufiger Begriffe und Abkürzungen finden Sie nachfolgend.

Surfen und Streamen

Sicher surfen Sie auch öfter im Internet. Man sucht eine Information, findet eine Seite dazu. Auf dieser Seite gibt es dann wieder Hinweise auf weitere Informationen (»Links«), und man kann immer mehr Informationen finden. So surft man von einer Seite zur anderen. Und wenn man nicht aufpasst, kann man eine Menge Zeit dabei lassen.

Etwas, das uns in der Klinik immer häufiger begegnet, ist das sogenannte »Streamen«. Dabei werden im Internet Filme oder Serien angesehen, ohne sie herunterzuladen. Insbesondere bei Serien kann dies ausufern, so dass eine Folge nach der anderen gesehen wird. Besonders beliebt bei unseren Patienten sind sogenannte Animes (Japanische Zeichentrickserien). Teilweise spielen und streamen Onlinesüchtige gleichzeitig mit zwei Monitoren.

Ein kurzes Glossar der wichtigsten Begriffe

Um Sie schon mal ein bisschen vorzubereiten: Im Kapitel »Wie komme ich wieder an sie/ihn heran?« werde ich Sie auffordern, auch selbst mal zu »zocken«. Und bevor Sie jetzt innerlich sagen: »Auf gar keinen Fall, was will der eigentlich?«, werde ich Ihnen auf dem Weg dahin hoffentlich einige nachvollziehbare Argumente liefern, warum das sinnvoll sein kann.

Nehmen wir mal an, Sie können sich darauf einlassen: Ich bin mir ziemlich sicher, dass Sie sich auf absehbare Zeit im Spiel erst mal wie ein »noob« bewegen werden. Was das jetzt schon wieder ist? Erkläre ich Ihnen gleich unten im Glossar! Dort habe ich für Sie einige der wichtigsten Begriffe aus dem Onlinejargon zusammengetragen und – hoffentlich verständlich – erklärt.

Es geht nicht darum, dass Sie sich mit Ihrem Angehörigen in »seiner« Sprache unterhalten oder gezielt mit diesen Begriffen um sich werfen. Aber es kann hilfreich sein. Über einen Umweg zeigen Sie so, dass Sie sich interessieren und auch informieren. Auf keinen Fall sollten Sie sich abfällig darüber äußern.

Benutzen Sie Ihre neu erworbenen Kenntnisse, um wieder etwas Nähe zu schaffen.

Lassen Sie sich Begriffe vom »Experten vor Ort« erklären und würdigen Sie sein Expertentum. Dabei geht es nicht darum, die problematische Aktivität noch zu verstärken, sondern über diesen »Umweg« wieder Kontakt herzustellen.

Aber ich greife vor. Jetzt erst einmal zum Glossar.

Glossar

Einige wichtige Begriffe in Onlinerollenspielen und Chats:

Onlinerollenspiele:

Boss: besonders starker computergesteuerter Gegner

Char: Kurz für Charakter, die Spielfigur

Main-Char: Der Hauptcharakter, die Lieblingsspielfigur, die am meisten gespielt wird, in die die meiste Energie fließt, die am wichtigsten und bedeutsamsten ist

Damage Dealer: Spielfigur, die in der Lage ist, beim Gegner großen Schaden anzurichten

Healer: Heiler, der andere Spielfiguren wieder heilt

LOL: Laughing Out Loud – wird verwendet, wenn etwas besonders witzig ist

Low Bob: s. *Noob*

Loot: Beute im Spiel

Noob: Jemand, der neu im Spiel ist und sich noch ungeschickt anstellt, oder jemand, der schon längere Zeit spielt, sich aber immer noch verhält, als ob er gerade erst angefangen hat. Zusammengezogen aus den englischen Wörtern new beeing, manchmal alternativ auch newbie genannt

PvE: Spielvariante: Player versus Environment, Spieler gegen computergesteuerte Gegner

PvP: Spielvariante: Player versus Player, Spieler gegen Spieler

Quest: Aufgabe, Auftrag im Spiel

Raid: »Raubzug«, Kampf gegen starke Gegner in einer Gemeinschaft von Spielern (z. B. innerhalb der Gilde)

RL oder *Real Life:* Das reale Leben, unsere Realität außerhalb der virtuellen Welt

Tank: Spielfigur, kann viel Schaden aushalten, gewinnt so Zeit für die Damage Dealer

Twink: Nebencharakter

Chat-Abkürzungen:

bb: bye bye

ka: keine Ahnung

kk: kein Kommentar

kp: kein Plan

lol: siehe oben

np: no problem

sry: sorry

thx: danke

wmds: Was machst du so?

Der »Dialog« von oben:

Wgd: Wie geht es dir?

gd: Gut, dir?

ag: auch gut

Wie bereits erwähnt, erhebt diese Aufstellung keinerlei Anspruch auf Vollständigkeit. Es handelt sich nur um einige ausgewählte häufig von unseren Patienten verwendete Begriffe. In einem sich rapide weiterentwickelnden System gibt es inzwischen bestimmt auch schon wieder neue Begriffe, die mir nicht geläufig sind. Im Internet finden Sie beispielsweise unter Suchbegriffen wie Netzjargon, MMORPG-Jargon oder Computerspielerjargon viele weitere nützliche Informationen. Eine EU-Initiative im Netz ist die Seite klicksafe.de. Hier findet man eine Fülle von Informationen zum Thema.

Wie Sie wieder an sie/ihn herankommen

> Ich war einfach nur verzweifelt, fühlte mich so hilflos.
> *Mutter einer Betroffenen*
>
> Ich kam nicht mehr an ihn heran!
> *Ehefrau eines Betroffenen*

Kennen Sie das?

Ihr Partner macht abends nichts mehr mit Ihnen, vertröstet Sie nur, wenn Sie ihn darauf ansprechen, sitzt die ganze Zeit nur noch vorm Monitor.

Ihr Mann erscheint nicht mehr zu den gemeinsamen Mahlzeiten.

Ihre Tochter sieht Sie nur verständnislos an, wenn Sie sie, von der Arbeit kommend, am Handy vorfinden und sie zur Rede stellen wollen, warum die Spülmaschine schon wieder nicht ausgeräumt ist.

Der Kontakt ist kaum noch herstellbar.

Manchmal eskaliert das Ganze in einem furchtbaren Streit.

Wenn Sie Ihrem Sohn im Affekt den Stecker ziehen, reagiert dieser so aggressiv, dass Sie Angst haben, es wieder zu tun. So kennen Sie ihn gar nicht.

Was tun?

Wie kommen Sie wieder an Ihren Angehörigen heran?

Lassen Sie mich versuchen, es Ihnen an einem Fallbeispiel zu verdeutlichen:

Für Fabian A. ist die Onlineaktivität zu seinem Lebensmittelpunkt geworden. Er ist gut in seinem Spiel. Er hat einen großen Stamm an

Onlinefreunden, ist geachtet und respektiert. Er hat sich virtuell einen Status erworben, wie es ihm im realen Leben nie geglückt ist. Fast automatisch verlegt er sein Leben immer mehr ins Netz. Er schafft deswegen nur einen schlechten Schulabschluss, die erste Ausbildung setzt er schon nach wenigen Wochen in den Sand. Gut geht es ihm nur, wenn er online ist. Immer wieder versuchen seine Eltern, mit ihm zu reden. Für sein virtuelles Leben haben sie kein Verständnis, sie können sich nichts darunter vorstellen. Sie sehen nur, wie er im realen Leben ein ums andere Mal scheitert. Sie machen sich große Sorgen um ihren Sohn. Mit guten Worten scheint man ihn aber nicht mehr zu erreichen. Also sprechen sie Verbote aus, die Fabian aber immer wieder umgeht. Als die Mutter davon erfährt, dass Fabian auch den zweiten Ausbildungsplatz verloren hat, rennt sie wutentbrannt in sein Zimmer und zieht ihm den Stecker, während er am spielen ist. Daraufhin schreit er sie an. Neben vielen Schimpfwörtern fallen Sätze wie »Du verstehst mich nicht« und »Du hast ja keine Ahnung«. Danach herrscht über Wochen Sprachlosigkeit im Hause A. Fabian zieht sich weiter ins Internet zurück, beide Elternteile fühlen sich hilflos und wissen nicht mehr, was sie tun sollen.

Solche oder ähnliche Szenen schildern viele unserer Patienten und deren Angehörige. Die Situation ist oft sehr verfahren. Angehörige fühlen sich hilflos und verzweifelt, Betroffene unverstanden. Der Konflikt scheint unauflösbar, die Fronten verhärtet.

Klare Regeln im Umgang mit Smartphone, Computer und Internet sind gut zur Vorbeugung eines problematischen Gebrauchs. Ist erst einmal eine Onlinesucht entstanden, wird es sehr schwer, diese Regeln noch (oder wieder) einzuführen. Dann braucht es zunächst andere Maßnahmen. Und der erste und wichtigste Schritt sollte sein, wieder miteinander ins Gespräch zu kommen.

Stellen Sie sich jemanden vor, der sein ganzes Leben ins Internet verlegt hat. Der dort all seine Anerkennung bekommt. Der dort all seine Kontakte hat. Der dort all seine Erfolge feiert. Der dort viel Freude empfindet.

Wenn Sie so jemandem den Stecker ziehen, wird er natürlich verzweifelt und auch wütend. Er sieht wahrscheinlich derzeit gar keine Alternativen zum virtuellen Leben.

Ich nehme an, Sie müssen Ihre Vorstellungskraft nicht besonders bemühen. Sie kennen wahrscheinlich jemanden, bei dem es so weit gekommen ist. Deswegen lesen Sie ja dieses Buch.

Meine Empfehlung für den Anfang:

- ***Versuchen Sie, mit Ihrem Angehörigen über das ins Gespräch zu kommen, worüber er viel berichten kann: über seine Aktivitäten im Internet.***

Und im Unterschied zu bisher, eben nicht von der problematisierenden Seite, sondern ehrlich interessiert.

- ***Zeigen Sie, dass sie verstehen wollen!***

Natürlich wird Ihr Angehöriger zumachen, wenn Sie seinem Hauptlebensinhalt mit Unverständnis und Ablehnung gegenübertreten. Wenn Sie nur die Schattenseiten sehen. Logische Argumente werden hier nur auf taube Ohren stoßen.

Sätze wie:

> »Das ist doch alles nichts wert in der wirklichen Welt, was du da im Internet erreichst.«

Oder:

> »Onlinefreunde sind doch keine richtigen Freunde.«

werden in diesem Stadium das Gegenteil von dem erreichen, was Sie gerne möchten: Ihr Angehöriger wird sich noch weiter distanzieren. Für ihn ist das Internet die Welt geworden. Für ihn spielen sich seine wichtigsten und stabilsten sozialen Beziehungen online ab.

So schwer es Ihnen auch fällt:

- ***Versuchen Sie mal, anders heranzugehen. Eben nicht von der verteufelnden Seite.***

Sagen Sie Ihrem Angehörigen, dass Sie ihn gerne besser verstehen wollen. Und lassen Sie sich zeigen, was an der Onlinewelt so faszinierend für ihn ist.

Wenn Sie es irgend übers Herz bringen, spielen Sie selbst einmal sein Lieblingsspiel. Lassen Sie sich zeigen, wie es geht.

Lassen Sie sich dabei helfen, ein eigenes Profil in einem sozialen

Netzwerk zu erstellen. Wenn Ihr Angehöriger misstrauisch wird, verdeutlichen Sie, dass Sie ihn nicht kontrollieren wollen, sondern dass Sie schlicht und einfach mehr verstehen wollen.

- ***Lassen Sie die ganzen Probleme für den Moment mal beiseite. Interessieren Sie sich!***

Wenn Sie mitreden können, dann steigt die Chance, dass Sie auch kritisieren dürfen. Später. In einem zweiten Schritt. Dass Sie auch über die Schattenseiten in ein ehrliches Gespräch miteinander kommen können. Denn Ihr Angehöriger ist nicht blöd. Ein Teil von ihm sieht, dass da gerade etwas schiefläuft. Solange Sie aber seiner Onlineaktivität so ablehnend gegenüber sind, wird er weiter blocken. Wie ein trotziges Kind.

» Ich hätte mir so gewünscht, dass meine Eltern einmal hochkommen und mich fragen, was ich da eigentlich mache … mir einfach mal zusehen. Aber sie kamen nie. «

Matthias, 21

Je mehr Sie verstehen, desto eher können Sie sich in die Welt Ihres Angehörigen hineinversetzen. Das wiederum ist die Grundlage, um wieder Kontakt herzustellen.

Und wenn Sie dann noch Ihre erworbenen Kenntnisse einfließen lassen und damit zeigen, dass Sie sich wirklich damit beschäftigen, dann ist der Damm vielleicht gebrochen. So mache ich es zumindest in der Therapie. Und es funktioniert erstaunlich gut.

» Du kennst dich ja echt erstaunlich gut aus für einen Therapeuten. «

Eine Eröffnung könnte zum Beispiel sein:

» Du bist ziemlich gut, bei dem, was du da machst, oder? «

Versuchen Sie, auf diese Weise das Eis zu brechen. Seien Sie ernsthaft interessiert. Es lohnt sich, hier über den eigenen Schatten zu springen und das eigene Verständnis zu verbessern. Nur wenn Sie in Ansätzen verstehen können, warum Ihr Angehöriger in diese Welt abgetaucht ist, haben Sie auch eine Chance, ihm wieder herauszuhelfen.

Vielleicht ist die Situation zwischen Ihnen auch so verfahren, dass es eine Vertrauensperson von außen braucht. Der Patenonkel zum Beispiel. Der große Bruder. Oder auch der Therapeut.

Wichtig ist auf jeden Fall, dass diese Person nicht auch gleich auf die »Feindesseite« eingeordnet wird. Die Seite derer, die ihm das Wichtigste nehmen wollen, was er noch hat.

Wie Sie helfen können

Wenn Sie es geschafft haben, mit Ihrem Angehörigen wieder ins Gespräch zu kommen, dann haben Sie schon viel geholfen. Denn dann haben Sie dafür gesorgt, dass er wieder einen Anker in der realen Welt hat. Und davon wird er einige brauchen, wenn er den Weg zurück schaffen soll.

Wichtig ist es, Alternativen anzubieten. Werfen Sie doch mal einen Blick in den Abschnitt »Alternativen finden« ab S. 101. Sie werden einiges an Geduld aufbringen müssen, denn dass Ihr Angehöriger direkt beim ersten Angebot ruft: »Ja, super, natürlich gehe ich mit spazieren!«, ist unwahrscheinlich. Der Weg zurück ins reale Leben ist langwierig. Genau so, wie auch die Onlinesucht nicht über Nacht entstanden ist, braucht auch der Ausstieg Zeit.

- ***Eine schnelle Lösung gibt es meist nicht. Sie werden Geduld und Ausdauer brauchen.***

Noch mal: Am wichtigsten für den Anfang ist es, wieder ins Gespräch zu kommen. Denn: Wie wollen Sie jemanden unterstützen, der Ihnen nicht zuhört? Dabei ist der Grat zwischen »ich halte den Weg, auf dem du gerade bist, für falsch« und »ich verstehe aber, wie und warum du auf diesen Weg gekommen bist« sehr schmal. Es geht nicht darum, Ihren Angehörigen auf seinem jetzigen Weg zu verstärken, sondern über Verständnis wieder in die Lage zu kommen, konstruktiv kritisieren zu dürfen und damit auch gehört zu werden.

- ***Druck rausnehmen?***

So seltsam es vielleicht klingt: Obwohl Onlinesüchtige bisher im realen Leben oft gescheitert sind, haben viele einen hohen Leistungsgedanken. Einen hohen Leistungsanspruch an sich selbst, der aber teilweise dazu führt, dass sie im realen Leben erst gar nicht anfangen. Der Anspruch kann sowieso nicht erfüllt werden. Im Internet geht das eher. Hier kann ich es zum Beispiel schaffen, im Chat immer ansprechbar und für alle da zu sein. Hier kann ich ganz oben mitspielen und die Ranglisten anführen.

Von daher kann eine Methode sein: Druck rausnehmen. So viel Rückendeckung vermitteln, dass Ihr Angehöriger weiß: Es handelt sich hier nicht um eine letzte Chance. Ich darf im Real Life auch scheitern, wenn ich jetzt versuche, dort wieder Fuß zu fassen. Aber der Versuch zählt, und ich habe Unterstützung dabei.

Dabei ist auch hier wieder der Grat schmal: Denn um etwas zu verändern, braucht Ihr Angehöriger auch einen gewissen Leidensdruck. Und der entsteht oft nur, wenn auch ein Druck von außen kommt.

Druck erhöhen?

Druck rausnehmen oder Druck machen? Oder sogar Druck rausnehmen **und** Druck machen? Klingt kompliziert? Ist es leider auch. Gerne würde ich Ihnen hier einfache, schnell umsetzbare Handlungsanweisungen an die Hand geben. Aber so wie die Onlinesucht in ihrer Entstehung eine komplizierte Krankheit ist, so ist leider auch der Weg hinaus recht kompliziert!

Gerade Eltern, aber auch Partner, unterstützen manchmal das »Fehlverhalten« ihres Angehörigen, ohne es zu wollen. Dabei handeln sie nach bestem Wissen und Gewissen.

> Wenn ich meinem Sohn das Essen nicht aufs Zimmer gebracht hätte, dann hätte er doch gar nichts mehr gegessen.
> *Mutter eines Betroffenen*

Mit »Druck erhöhen« meine ich, dass Sie dem Betroffenen das Aufrechterhalten des Problemverhaltens nicht zu leicht machen sollen. Man spricht in dem Zusammenhang auch manchmal von co-abhängigem Verhalten. Also ein Verhalten, das in bester Absicht zu helfen den falschen Weg unterstützt. Die oben genannte Mutter ist nur zu gut zu verstehen. Aus Angst, dass ihr Sohn nicht ausreichend isst, hat sie ihm immer wieder das Essen direkt an den Computer gebracht. Dieser sah wenig Grund, sein Verhalten zu ändern. Kost und Logis frei mit Zimmerservice und dazu so viel Computerspiele zocken, wie man will, Verpflichtungen gibt es keine. Zwar setzte er seinen Schulabschluss in den Sand, was ihn durchaus belastet hat, aber die kurzfristigen Vorteile überwogen. Also hat er nichts geändert. Und ist viele Jahre später als Patient bei uns gelandet, um sich in seinem Leben mit knapp dreißig noch mal vollständig neu zu orientieren.

Im Nachhinein schlauer zu sein, ist immer einfach. Aber tatsächlich hätte etwas mehr Konsequenz, etwas weniger co-abhängiges Verhalten vonseiten der Mutter vielleicht dazu führen können, die Entwicklung deutlich abzukürzen.

Tatsächlich wünschen sich Betroffene im Nachhinein genau das: »Wären meine Angehörigen nur konsequenter gewesen.« In der akuten Situation sind sie aber keineswegs begeistert davon. Das heißt für Sie als Angehörigen, dass Sie diese Konsequenz gegen großen Widerstand durchsetzen müssen. Sollten Sie sich zu diesem Weg entschließen, dann kommt wahrscheinlich eine unschöne Zeit auf Sie zu. Ein eskalierender Konflikt, dem Sie vielleicht bisher mit gutem Grund aus dem Weg gehen wollten. Aber wie heißt es so schön in dem guten alten Sprichwort: »Lieber ein Ende mit Schrecken als ein Schrecken ohne Ende!«

Jetzt habe ich Ihnen schon wieder so etwas scheinbar Widersprüchliches empfohlen. Erst sage ich Ihnen, Sie sollen mehr Verständnis entwickeln. Dann sage ich Ihnen, Sie sollen aktiv in den Konflikt gehen. Klingt wie ein Widerspruch, ist aber keiner. Insgesamt geht es darum, Ihren Angehörigen ernst zu nehmen. Dazu gehört, dass Sie versuchen, sein Denken, Handeln und seine Nöte nachzuvollziehen und ihm dies auch zu vermitteln. Dazu gehört aber auch, dass Sie nicht tatenlos zusehen, wie er sein Leben vor die Wand fährt. In der Erziehung spricht man oft von »liebevoller Konsequenz«. Genau darum geht es mir.

- ***»Nicht nur meckern, sondern handeln«, dabei den eigenen Standpunkt klar formulieren und insbesondere vermitteln, dass man immer dialogbereit ist, dass der Angehörige einem wichtig ist.***

Bei aller vielleicht notwendigen Konsequenz, die ja unter Umständen so weit gehen kann, dass Sie sagen müssen: »Unter meinem Dach kann das so nicht weitergehen«, ist mir aber eins ganz wichtig:

- ***Lassen Sie die Tür immer offen!***

Vermitteln Sie immer, dass ihr Angehöriger Ihnen wichtig ist und dass Sie da sind, wenn er Ihre Hilfe braucht. Dass er wieder kommen darf, wenn es so weit ist. Dass Sie bei allem Konflikt und Streit immer da sein werden. Dass Sie genau aus diesem Grund Konsequenz an den Tag legen: um zu helfen!

In seltenen Fällen kann es vielleicht so weit kommen, dass für die Gesundheit eines Onlinesüchtigen nicht mehr garantiert werden kann. Dass er sich so weit vernachlässigt, dass er sich nicht mehr ausreichend ernährt. Oder dass sogar Selbstmordgedanken aufkommen. In diesem Fall brauchen Sie dringend professionelle Hilfe, im schlimmsten Fall auch gegen den Willen des Betroffenen. Sollte es so weit kommen, versuchen Sie, ihn auf diesem Weg zu begleiten und immer wieder klarzumachen, dass Sie da sind, um zu helfen, wenn er die Hilfe will. Unter Umständen kann es aber auch sein, dass eine Auszeit voneinander beiden Parteien gut tut. Es muss nur klar sein, dass das Tischtuch nicht gänzlich zerschnitten ist.

Zum Glück wird es erfahrungsgemäß in den meisten Fällen aber nicht so weit kommen.

Wenn Sie konsequent vermitteln, dass Ihr Angehöriger Ihnen wichtig ist, wird diese Botschaft irgendwann auch wieder zu ihm durchdringen. Trotz – oder vielleicht auch gerade wegen – des Gegenwinds, den er gerade von Ihnen bekommt.

Um meine Thesen zu unterstützen, habe ich die Betroffenen in einer Gruppenarbeit selbst gefragt, was sie rund um das Thema Angehörige beschäftigt:

Was beschäftigt euch im Zusammenhang mit euren Angehörigen?

- ☐ Schuldgefühle (»Die reißen sich den Arsch auf für mich und ich tue nichts.«)
- ☐ Versäumnisse (»Sie haben mir zu viel abgenommen, ich konnte nie richtig selbstständig werden.«)
- ☐ Verständnis (»Sie haben nie verstanden, was ich da im Internet mache.«)
- ☐ Interesse (»Sie haben sich nie dafür interessiert, es immer nur als Zeitverschwendung abgetan. Das hat dazu geführt, dass ich nur um so mehr im Internet war.«)
- ☐ Orientierung (»Ich war immer auf mich alleine gestellt.«)
- ☐ Hilflosigkeit (»Ich habe ihnen ja gar keine Chance mehr gegeben, an mich heranzukommen.«)

Was können Angehörige tun, um euch zu helfen?

- ☐ Sich mehr Zeit für mich nehmen
- ☐ Nachfragen, was mit mir los ist und nicht immer nur über den Internetgebrauch meckern
- ☐ Offen über Probleme reden
- ☐ Alternativen aufzeigen (Vorbildfunktion)
- ☐ Konsequenter sein
- ☐ Struktur vorgeben
- ☐ Klarere Regeln
- ☐ An mich glauben
- ☐ Mich so lieben, wie ich bin
- ☐ Mich mehr kontrollieren
- ☐ Alternative Beschäftigungen aktiver unterstützen (kein: »Geh doch mal raus!«)
- ☐ »Ein offenes Ohr, eine führende Hand«
- ☐ Fragen stellen, anstatt Vorwürfe machen

Betroffene sehnen sich nach Verständnis. Gleichzeitig machen sie es ihren Angehörigen sehr schwer, dieses Verständnis zu entwickeln, indem sie sich abkapseln.

Erst in Therapie können viele Betroffene anerkennen, was sie ihrem Umfeld angetan haben, wie sie ihre Angehörigen ausgesperrt und auch hilflos zurückgelassen haben. Es entwickeln sich aber auch Ideen, was Angehörige hätten tun können. Und interessanterweise benennen fast alle dabei Konsequenz, Struktur und klarere Regeln.

Das kennen sie beispielsweise aus ihren Computerspielen. Dort gibt es klare Strukturen, Regeln und klare Konsequenzen, wenn sie diese nicht befolgen. Genau das finden sie auch bei uns in der Therapie vor und kommen nach einer Eingewöhnungsphase sehr gut damit zurecht. Es scheint genau das zu sein, was sie brauchen.

Ansonsten schauen Sie sich die Listen unserer Patienten doch einmal in Ruhe an. Vielleicht können Sie ja den einen oder anderen Punkt auf Ihre Situation anwenden.

Ganz wichtig:

- ***Seien Sie ehrlich!***

Vor Kurzem habe ich einen Anruf eines besorgten Vaters eines Onlinesüchtigen auf meiner Mailbox vorgefunden. Als ich zurückgerufen habe, sagte der Mann am anderen Ende: »Oh Moment, ich muss erst einmal aus dem Zimmer gehen.« Gleich darauf erklärte er mir, dass sein Sohn nichts davon weiß, dass er sich ratsuchend an mich gewandt hat und vorerst auch nichts davon wissen soll.

Von einem solchen Vorgehen rate ich dringend ab. Leider bekomme ich ziemlich häufig Anrufe von besorgten Angehörigen, die sich heimlich bei mir melden, ohne dem Betroffenen etwas davon zu sagen. Wozu diese Heimlichkeit?

Sie sorgen sich, und das ist ihr gutes Recht.

Sie wissen nicht mehr weiter, also suchen Sie nach Hilfe. Das darf Ihr Angehöriger ruhig wissen. Er sollte es sogar. Denn natürlich geht es nicht nur darum, dass Sie Ihren Angehörigen besser verstehen. Dieser sollte auch mitbekommen, was in Ihnen vorgeht.

Auch wollen Sie langfristig wieder Vertrauen fassen zu dem Betroffenen. Also gehen Sie mit gutem Beispiel voran und handeln Sie nicht hinter seinem Rücken. Sie sollten in Ihrem Verhalten immer transparent bleiben!

Vielleicht lassen Sie Ihren Angehörigen ja auch mal eine Liste mit Wünschen an Sie erstellen. Sicher werden nicht alle Wünsche bei Ihnen auf Begeisterung stoßen. Insbesondere den Wunsch »Ich möchte in Ruhe weiter 16 Stunden am Tag im Internet verbringen« werden Sie wohl kaum unterstützen. Trotzdem kann so eine Liste hilfreich sein, um die Bedürfnisse Ihres Angehörigen, die hinter dem exzessiven Internetgebrauch stehen, herauszulesen.

Umgekehrt dürfen Sie natürlich auch eine Wunschliste bei ihm abgeben. Wie gesagt, es ist Ihr gutes Recht, auch Ihre Bedürfnisse klarzumachen. Wenn Ihr Angehöriger versteht, dass Sie vor allem aus Sorge auf Kollisionskurs gehen, ist schon viel gewonnen. Und wenn er mitbekommt, wie sehr Sie unter der Situation leiden, kann das auch nicht schaden.

Wo Sie selbst Hilfe bekommen

» Ich fühlte mich leer, ausgebrannt, ich konnte einfach nicht mehr. «

»Ich wurde selbst darüber krank.«

Nicht wenige Angehörige kommen über die Sorge um ihren Angehörigen selbst an den Rand ihrer Kräfte. Sie fühlen sich so hilflos, dass sie verzweifeln und darüber eine eigene psychische Erkrankung wie beispielsweise eine Depression entwickeln.

- ***Damit Sie Ihrem Angehörigen helfen können, ist es wichtig, dass Sie sich um sich selbst kümmern!***

Und wie geht das?

- ***Holen auch Sie sich Hilfe!***

Zu merken, dass man mit diesem Problem nicht alleine ist, kann schon sehr guttun. Tatsächlich scheint es in Deutschland mehr Selbsthilfegruppen für Angehörige Onlinesüchtiger zu geben als für Betroffene. Hier gibt es Möglichkeiten, sich auszutauschen, sich den Frust einfach mal von der Seele zu reden. Und dabei Zuhörer zu haben, die wissen, wovon man redet. Die Ähnliches durchmachen oder durchgemacht haben.

Wie man so eine Selbsthilfegruppe findet? Die Antwort liegt auf der Hand. Eine Suchmaschine im Netz hilft! Das ist ja das paradoxe an diesem Problem. Sinnvoll genutzt, kann das Internet auch viele Hilfestellungen geben. Angehörigengruppen gibt es sowohl im Real Life als auch als Forum im Internet.

Suchtberatungsstellen haben oft auch professionell geleitete Angehörigengruppen. Zwar sind diese meist nicht speziell für Onlinesüchtige konzipiert, können aber trotzdem eine gute Hilfestellung darstellen. Auch Angehörigenberatung wird oft angeboten. Holen Sie sich mal einen Termin bei der nächstgelegenen Suchtberatungsstelle. Schaden kann es bestimmt nicht.

Auch Erziehungsberatungsstellen können hilfreich sein, wenn Ihr Angehöriger noch minderjährig ist. Ein Suchtberater, der im Bereich der Onlinesucht arbeitet, hat mir einmal gesagt, dass über die Hälfte der Anfragen zur Beratung wegen Onlinesucht sich im Nachhinein als Kommunikations- oder Erziehungsproblem herausstellen.

Auch Paar- oder Familientherapien können in vielerlei Hinsicht unterstützen.

» Mein Mann und ich haben uns ständig darüber gestritten, wie wir weiter vorgehen sollen. Das hat uns schließlich voneinander entfremdet. «

In einer Paartherapie können beispielsweise Eltern von Betroffenen wieder zueinanderfinden oder lernen, mit den Belastungen besser umzugehen, so dass man sich gegenseitig stützt und nicht noch weiter belastet. Ist einer der Partner Betroffener, gilt dies natürlich genauso. Vielleicht ist es hier auch sinnvoll, zunächst an der Beziehung zu arbeiten. Eine problematische Beziehung kann ja auch Teil des Gesamtproblems sein oder die Onlinesucht mit verursachen. Meist ist durch die Onlinesucht ein ganzes »System« betroffen, sowohl hinsichtlich der Ursachen als auch der Folgen der Erkrankung. In einer Familientherapie können solche Zusammenhänge aufgedeckt und bearbeitet werden, ohne dass der Therapeut Partei für eine Seite ergreift.

Wenn Sie zunehmend an den Rand Ihrer Kräfte kommen, ist es sicher sinnvoll, sich auch unabhängig von dem Internet-Thema für sich selbst Hilfe bei einem niedergelassenen Psychotherapeuten zu suchen. Dort können Sie lernen, mit der schwierigen Situation umzugehen.

Helfen Sie sich selbst, damit Sie genug Kraft haben, Ihrem Angehörigen zu helfen.

Wenn Sie selbst ausgebrannt sind, hilft das Ihrem Angehörigen am allerwenigsten. Hierzu gehört leider auch, sich stellenweise zu distanzieren und Ihren Lieben sehenden Auges ins »Verderben« rennen zu lassen. Wie wir in Kapitel 1 anhand Ferdinands Beispiel gesehen haben, kann das im Extremfall bis zur Obdachlosigkeit gehen.

Aber seien Sie da, wenn er so weit ist, wieder Hilfe anzunehmen. Bis dahin sorgen Sie dafür, dass Sie selbst bei Kräften bleiben. Sie werden Ihre Kraft noch brauchen!

Kapitel 4: Zurück ins Real Life – Hilfe für Betroffene

Einleitung

» Scheißgeile Grafik, dieses Real Life! «

Es ist ein Nachmittag an einem Frühsommertag, die Sonne scheint. Die nächste Therapiestunde steht an. Thomas, 22, computerspielsüchtig, wird gleich kommen, und ich freue mich nicht besonders auf diese Stunde. Bisher ist es ein sehr zäher Therapieverlauf: Wir verstricken uns in Diskussionen, therapeutische Aufgaben werden nur widerwillig erfüllt. Einen wirklichen Veränderungswunsch kann ich bisher nicht erkennen, es geht nicht viel voran.

Es klopft, ich wappne mich innerlich für eine weitere schwierige Therapiestunde.

Thomas kommt herein, mit leuchtenden Augen, strahlt förmlich. Und dann fällt dieser Satz: »Scheißgeile Grafik, dieses Real Life!« Ich verstehe zunächst gar nicht richtig, was los ist, aber Thomas erklärt es mir: Vor der Stunde war er draußen im nahen Wald spazieren, aus Langeweile, um etwas den Kopf frei zu bekommen. Zwischen den Blättern der Bäume haben sich die Sonnenstrahlen ihren Weg gesucht, ein tolles Lichtspiel zeigte sich ihm. Und zum ersten Mal seit Jahren wurde ihm klar, was er die letzten Jahre verpasst hat. Mit heruntergelassenen Läden in einem dunklen Zimmer, damit ja kein Sonnenstrahl auf den Bildschirm fällt und nervt.

Dies ist besser als alles, was er die letzten Jahre hatte. Dies hat ihn schwer beeindruckt. Dies will er wieder erleben, öfter erleben. Hierfür ist er bereit, sich anzustrengen und etwas zu verändern. Ab diesem Zeitpunkt läuft die Therapie völlig anders, und ich habe plötzlich einen jungen Mann vor mir, der bereit ist, sich anzustrengen, sich einzulassen …

Thomas war einer meiner ersten Patienten mit diesem neuen Krankheitsbild. Letztendlich konnte ich ihm helfen, und dabei habe ich auch sehr viel von ihm gelernt. Es gab damals kein Lehrbuch, das man aus dem Schrank ziehen konnte, wo man nachlesen konnte: »So geht das, so therapiert man das.«

Eine der wichtigsten Botschaften war: Damit er bereit war, etwas zu verändern, brauchte er erst mal neue Ziele. Es musste ihm klar werden, was er verpasst. Und: Er musste die Chance bekommen, die Schönheit der Welt da draußen überhaupt wieder erfahren zu können.

Was bei Thomas zufällig entstand, haben wir in der Zukunft bewusst in die Therapie eingebaut, beispielsweise als erlebnisaktivierende Angebote: Wanderungen, Barfußpfad, Geocaching, Steinbildhauerei, um nur einige zu nennen.

Diese Botschaft will ich gerne weitergeben:

- ***Es geht darum, sich Ziele zu stecken, neue Ziele, erreichbare Ziele.***

- ***Es geht darum, neue Erfahrungen zu machen, etwas Neues auszuprobieren.***

Wir haben die Beobachtung gemacht, dass gerade Menschen mit einer Onlinesucht offen sind für neue Erfahrungen. Warum dies so ist, wissen wir noch nicht, aber sowohl wir als auch die Universitätsmedizin Mainz konnten dies in zwei unabhängigen wissenschaftlichen Untersuchungen klar herausstellen.[2] Möglicherweise sind gerade neugierige Menschen besonders gefährdet, eine Onlinesucht zu entwickeln, da es im Internet sehr viel Neues und Spannendes zu entdecken gibt. Diese Offenheit ist aber grundsätzlich positiv, sie gilt es zu pflegen, zu unterstützen, zu »füttern«. Damit das aber überhaupt gelingen kann, braucht es erst mal einen klaren Kopf. Dazu erfahren Sie mehr auf den nächsten Seiten. Neben möglichst konkreten Vorschlägen zu Verhaltensänderungen lade ich Sie auch zu einigen Verhaltensexperimenten ein. Versuchen Sie, sich darauf einzulassen. Denn nur durch Erfahrungen kann man Neues wirklich kennenlernen.

Zuallererst gilt es aber zu klären:

Wie Sie feststellen, ob Sie wirklich eine Onlinesucht haben

Eine Krankheit kann nur durch einen Arzt diagnostiziert werden. Im Bereich der Onlinesucht ist das besonders schwierig. Weder international noch in Deutschland gibt es klar festgelegte Kriterien. Eine offizielle Anerkennung der Erkrankung steht noch aus, auch

2 Schuler; P. et al.: Pathologischer PC-/Internetgebrauch bei Patient/Innen der stationären psychosomatischen und Suchtrehabilitation, 2013.

wenn Krankenkassen und Rentenversicherer die Behandlungskosten bereits übernehmen.

Ein allgemeiner Ankreuztest alleine kann niemals eine Diagnose begründen. Es wird immer auch noch eine ausführliche Erhebung der individuellen Gegebenheiten bei jedem Einzelnen benötigt. Wenn Sie also den Verdacht haben, unter einer Onlinesucht zu leiden, suchen Sie in jedem Fall einen Arzt, am besten einen Psychiater oder ärztlichen Psychotherapeuten auf. Inzwischen gibt es in Deutschland auch einige wenige spezialisierte Zentren, die eine sehr differenzierte Diagnostik bei diesem Krankheitsbild anbieten, zum Beispiel die Assessment-Zentren der Allgemeinen Hospitalgesellschaft (AHG)[3]. Ein Ankreuztest (ein sogenanntes Screening) kann aber sehr wohl deutliche Hinweise geben, wie stark Sie gefährdet sind. Deshalb will ich Sie jetzt einladen zu einer Art »Vortest«, den Sie unter Material 3 (Kurzscreening zur virtuellen Bindung) im Anhang finden. Nehmen Sie sich doch kurz Zeit für vier Kreuze und eine Zahl.

Sie haben nur eine oder sogar keine Frage mit »richtig« beantwortet? Ihre Stundenzahl pro Woche liegt unter 15 Stunden?

Die Wahrscheinlichkeit, dass Sie an einer Onlinesucht leiden, ist äußerst gering. Eigentlich könnten Sie das Buch jetzt beruhigt zur Seite legen und sich wieder Ihrem realen Leben widmen.

Sie haben zwei, drei oder gar vier Antworten mit »richtig« beantwortet? Dann bedeutet das noch lange nicht, dass Sie onlinesüchtig sind. Die Fragen sind so gewählt, dass trotzdem alles noch »normal« sein kann. Allerdings haben wir festgestellt, dass Onlinesüchtige häufig mehrere dieser Fragen mit richtig beantworten. Deshalb sollten Sie jetzt auf jeden Fall mit dem ausführlicheren Test (Material 4 im Anhang) weitermachen, denn hier wird nun wirklich ein Verhalten abgefragt, das man als krankhaft bezeichnet.

Sie haben hier für die 20 Fragen verschiedene Antwortmöglichkeiten von »trifft gar nicht zu« (0 Punkte) bis »trifft genau zu« (3 Punkte). Setzen Sie bitte in jeder Zeile ein Kreuz: Versuchen Sie, ehrlich zu antworten. Zählen Sie am Schluss die Punkte zusammen.

Ab einem Wert von 28 Punkten ist mit hoher Wahrscheinlichkeit von einer Onlinesucht auszugehen.

3 http://www.ahg.de/AHG/Service/Ressourcen/Informationen_Assesment-Zentren.pdf

Damit Sie ein bisschen einschätzen können, welches Ausmaß Ihre Onlinesucht schon annimmt, habe ich jetzt noch zwei Vorschläge für Sie:

Die negativen Konsequenzen einer Onlinesucht wurden größtenteils schon in Kapitel 1 dargestellt. Hier noch einmal eine Auflistung von Patienten selbst:

Welche negativen Konsequenzen sind durch meinen exzessiven Internetkonsum entstanden?

- ☐ Schulleistungen gesunken
- ☐ Abbruch der Schule
- ☐ Keine Ausbildung
- ☐ Abgebrochenes Studium
- ☐ Größerer schulischer Erfolg verwehrt
- ☐ Vernachlässigung aller Aktivitäten (Sport, Schule, Freunde, Familie)
- ☐ Hygiene, soziale Kontakte, Termine vernachlässigt
- ☐ Keine Zeit für andere Dinge
- ☐ Vernachlässigung des Köpers (2x)
- ☐ Nicht auf mich selbst geachtet (2x)
- ☐ Verschlechterte Fitness
- ☐ Kein Sport (2x)
- ☐ Erfolge in Sportarten blieben aus
- ☐ Verzögerung des Führerscheins
- ☐ Keine Kraft oder Motivation für andere Sachen (3x)
- ☐ Alltagssachen nicht erledigt
- ☐ Keine Alternativen mehr gesehen
- ☐ Bezug zur Realität verloren
- ☐ Abbau der Konzentrationsfähigkeit
- ☐ Keine Struktur mehr, fehlende Tagesstruktur (4x)
- ☐ Wenig Schlaf
- ☐ Kommunikative Fähigkeiten haben abgenommen (2x)
- ☐ Vergangenheit konnte nicht verarbeitet werden durch ständige Ablenkung (4x)
- ☐ Antriebslosigkeit im Real Life
- ☐ Verschlimmerung der Depression (2x)
- ☐ Leben machte keinen Spaß mehr
- ☐ Angst vor Versagen im Real Life nahm zu
- ☐ Zeitverlust, -verschwendung (3x)
- ☐ Leben verpasst

- ☐ Existenzlosigkeit
- ☐ Einsamkeit (4x)
- ☐ Größerer Freundeskreis verwehrt
- ☐ Isolation (5x)
- ☐ Familie belogen
- ☐ Familie zerstört
- ☐ Verlust sozialer Kontakte (5x)
- ☐ Angst vor Nähe wurde größer (2x)
- ☐ Vertrauen zerstört bei wichtigen Bezugspersonen (2x)
- ☐ Fähigkeit zur Lösung von Konflikten/Problemen ging verloren
- ☐ Unsicherheit im Real Life verstärkt (nichts mehr zu erzählen) (2x)
- ☐ Gleichgültigkeit mir gegenüber verstärkt (2x)
- ☐ Unzufriedenheit mit mir selbst (2x)
- ☐ Schuldgefühle

Schauen Sie sich einmal diese Liste an und kreuzen Sie an, wie viele Punkte davon auch auf Sie zutreffen. Noch besser: Erstellen Sie eine eigene Liste der persönlichen schädlichen Folgen. Einen Vordruck hierfür finden Sie in Material 5 im Anhang.

Machen Sie sich in aller Ruhe, aber mit schonungsloser Ehrlichkeit zu sich selbst, das ganze Ausmaß Ihrer Onlinesucht klar. Selbst wenn Sie jetzt feststellen, dass Sie wirklich onlinesüchtig sind, ist dies kein Grund zu verzweifeln, denn vor Ihnen haben schon viele andere den Weg aus der Onlinesucht wieder herausgefunden. Und dass Sie dieses Buch in Händen halten, ist der erste Schritt heraus aus der Sucht. Weitere Schritte finden Sie nachfolgend im Buch. Zunächst ist es wichtig, dass Sie an Ihrer Motivation, Ihr Leben wirklich verändern zu wollen, arbeiten.

Wie sieht es mit Ihrer Veränderungsmotivation aus?

Insbesondere in der ersten Zeit meiner Arbeit als Therapeut für Onlinesüchtige kamen einige Patienten zu uns, die selbst noch kein großes Problembewusstsein entwickelt hatten. Eltern, Partner, Lehrer, Ausbilder, die Arbeitsagentur, kurz das ganze Umfeld sahen eine besorgniserregende Entwicklung. Die Betroffenen aber kaum. Das hat sich in den letzten Jahren stark verändert. Immer mehr Menschen kommen zu uns mit dem aktiven Wunsch nach Hilfe, weil sie selbst gemerkt haben, dass es so nicht weitergehen kann. Sie haben selbst eine Veränderungsmotivation entwickelt. Es gibt aber auch immer noch diejenigen, die »fremdmotiviert«, also auf Druck von außen kommen.

Und wie sieht es mit Ihrer Veränderungsmotivation aus? Haben Sie sich das Buch selbst gekauft? Oder haben Sie es von jemandem in die Hand gedrückt bekommen, der meint, das könnte Sie betreffen? Sind Sie noch unentschlossen, ob Sie Ihr Verhalten ändern sollen oder gar müssen?

Eine Methode, um hier ein bisschen mehr Klarheit zu bekommen, ist die sogenannte Waagemetapher.

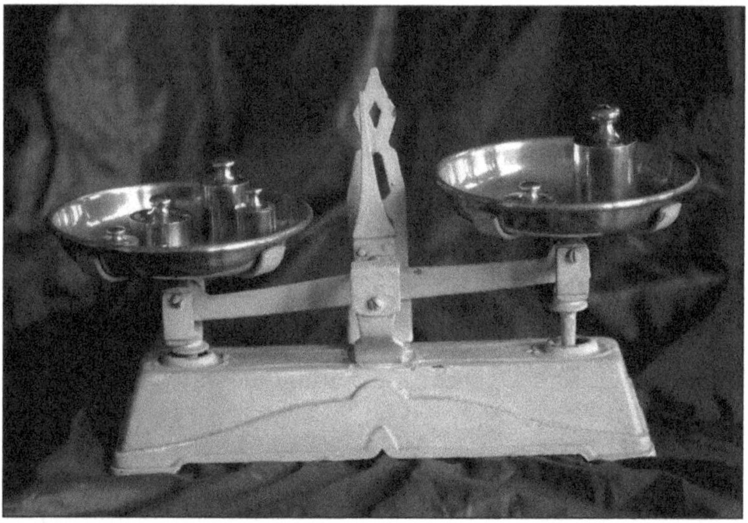

Abbildung 8: Die Waage

Im Abschnitt »Wie Sie feststellen, ob Sie wirklich eine Onlinesucht haben« hatten wir die negativen Folgen im Fokus. In Kapitel 2 haben wir uns positive Aspekte eines exzessiven Onlinegebrauchs angesehen.

Jetzt geht es darum, beides gegenüberzustellen. Sie können sich beispielsweise einen Stapel Karteikärtchen nehmen und darauf sowohl die positiven als auch die negativen Aspekte einzeln aufführen. Dann legen Sie die Karten aus, die positiven auf die eine Seite, die negativen auf die andere. So bekommen Sie schon mal einen Eindruck, auf welcher Seite mehr Kärtchen liegen. Das ist aber noch nicht das Entscheidende. Manchmal wiegt ein einzelnes Kärtchen alle anderen auf. So kann zum Beispiel »Familie zerstört« möglicherweise durch »Ablenkung«, »Spaß«, »Trost«, »Neugier befriedigen« und »Anerkennung durch andere bekommen« zusammen nicht aufgewogen werden. Deshalb ist die Metapher mit der Waage hilfreich. Legen Sie Ihre Argumente vor Ihrem inneren Auge auf die Waage. Wenn Sie ein sehr gewichtiges Argument vor Augen haben, können Sie sich zum Beispiel einen großen Stein vorstellen, den Sie auf die Waage legen. Ein weniger wichtiges Argument wäre vielleicht ein kleinerer Stein. So sehen Sie, dass ein wichtiges Argument schwerer wiegt als mehrere nicht so wichtige Argumente.

Eine andere Möglichkeit ist die sogenannte 4-Felder-Tafel, die Sie in Material 6 im Anhang ausfüllen können. Das ist eine etwas kompliziertere Pro- und Kontra-Liste. Auch hier werden positive und negative Folgen des Internetgebrauchs gegenübergestellt. Diesmal ergänzt durch die Frage nach der (nahen) Zukunft. Welche Chancen und Probleme ergeben sich durch eine Veränderung gegenüber einer Beibehaltung des Verhaltens?

Auch dies soll eine Entscheidungshilfe für Sie sein.

Als Beispiel zeige ich Ihnen zwei von Patienten angefertigte Arbeitsblätter:

Unsere Patienten in der Klinik brauchen Zeit, um sich alle Aspekte zu verdeutlichen und einzugestehen. Bitte lassen Sie sich auch Zeit beim Ausfüllen. Entwickeln Sie Ihre persönliche Pro- und Kontra-Liste nach und nach!

Was, wenn die Argumente (derzeit noch) für ein Beibehalten Ihres Verhaltens sprechen? Dann machen Sie noch einmal die Gegenprobe und blicken in die fernere Zukunft. Wie stellen Sie sich Ihre Zukunft vor? Wollen Sie in zehn oder gar in zwanzig Jahren immer noch den ganzen Tag vor dem Rechner sitzen, vielleicht Fast Food essen, vielleicht Ihren Körper und Ihre Fitness vernachlässigen, allerhöchstens eine virtuelle Familie haben? Oder soll dann immer noch ihre gesamte Kommunikation mit ihren virtuellen Freunden über einen Chatdienst auf Ihrem Handy laufen?

Ist das wirklich Ihr Lebensentwurf?

Selbst unsere unmotiviertesten Patienten kommen bei diesen Zukunftsvisionen doch ins Grübeln und hinterfragen ihre Einstellung.

Trotzdem: Wenn das wirklich Ihr Lebensentwurf ist, dann ist das vollkommen in Ordnung. Jeder sollte so leben können, wie er will.

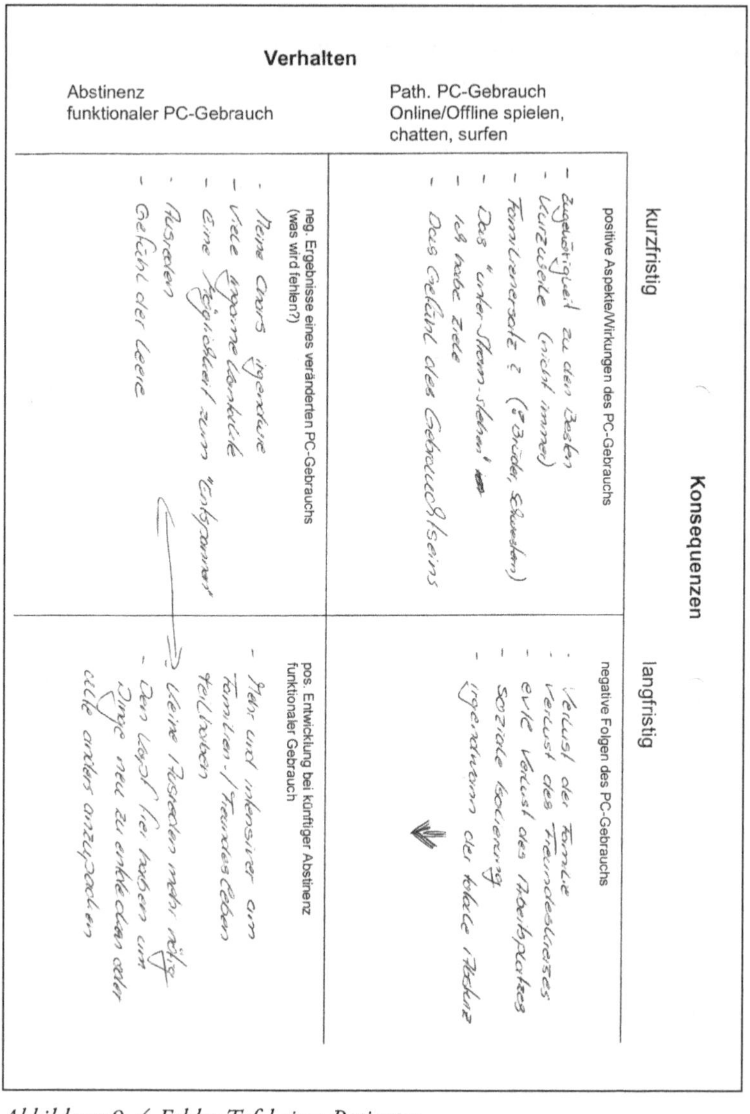

Abbildung 9: 4-Felder-Tafel eines Patienten

Schmeißen Sie das Buch in die Ecke und zocken, chatten, surfen Sie weiter. Machen Sie Ihr Ding. Kümmern Sie sich nicht weiter um die meckernden Angehörigen. Seien Sie nur nicht böse, wenn die dieses Verhalten nicht weiter unterstützen. Denn die haben auch das Recht, »ihr Ding« zu machen.

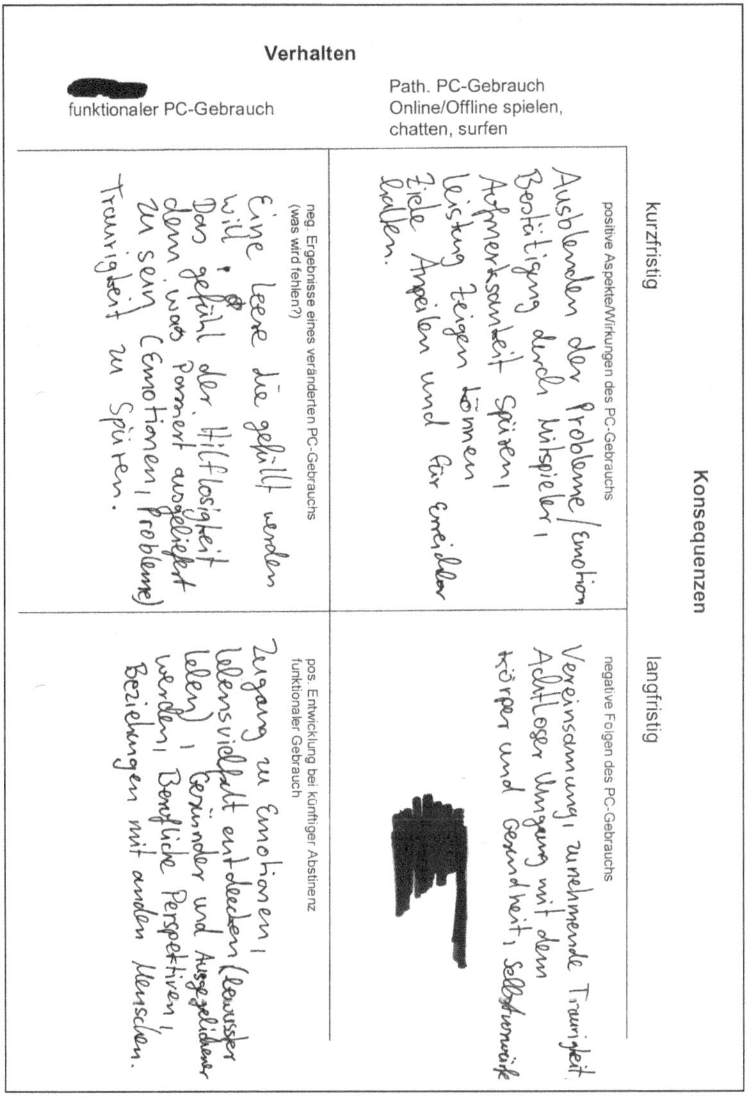

Abbildung 10: 4-Felder-Tafel eines Patienten

Vielleicht ist es auch einfach **noch** nicht so weit, dass Sie etwas verändern wollen oder können. Vielleicht kommt diese Zeit noch. Legen Sie das Buch also erst mal zur Seite und machen Sie so weiter wie bisher. Aber werfen sie es nicht weg. Stellen Sie es ins Regal, nicht allzu weit weg von Ihrem Computer. Ich glaube, der Tag wird kommen, da Sie es noch mal hervorholen werden.

Diejenigen, die aber an dieser Stelle nicht die Flinte ins Korn werfen wollen, lade ich ein, mir ins nächste Kapitel zu folgen, wo es darum gehen wird, wie Sie Ihr Verhalten wirklich verändern können.

... und was mache ich jetzt? Der Weg zurück ins Real Life

Das Medienlogbuch

Oft verändert sich unser Verhalten schon alleine dadurch, dass wir es beobachten.

> ***Beobachten Sie Ihr Verhalten!***

Das geht zum Beispiel so:

Kaufen Sie sich ein kleines leeres Büchlein oder auch ein Schulheft oder einen Block. Weitere benötigte Materialien: ein funktionierender Stift. Fertig!

> ***Tipp: Gehen Sie tatsächlich so »old school« vor. Keine Datei anlegen! Hier strikte Trennung zum Medium!***
>
> ***Zuerst geht es wirklich nur darum, zu beobachten, noch nicht um Veränderung!***

Wann immer Sie den Rechner anschalten oder mit dem Handy ins Internet gehen: Tragen Sie die Uhrzeit des Beginns Ihrer Mediennutzung in Ihr Büchlein ein. Es geht hierbei nicht um berufliche oder schulische Nutzung, sondern um Ihren privaten Gebrauch. Protokollieren Sie kurz in Stichworten, was Sie im Internet machen. Notieren Sie die Uhrzeit, wenn Sie wieder offline gehen. Behalten Sie diese Beobachtung für eine ganze Woche bei.

Nach einer Woche nehmen Sie sich ungefähr eine Stunde Zeit, in der Sie sonst nichts anderes machen (schon gar nicht im Internet) und sehen sich Ihre Notizen einfach mal in Ruhe an.

Möglichkeit 1: Sie sind vollkommen zufrieden mit Ihrem Mediengebrauch.

Wenn Sie tatsächlich kein Problem mit dem Internet haben, dann können Sie das Buch zur Seite legen. Es kann aber auch sein, dass Sie Ihr Problem vielleicht noch nicht wahrhaben wollen? Bitte horchen

Sie in sich hinein, welche der beiden Möglichkeiten für Sie zutrifft und entscheiden Sie dann, ob Sie das Buch weiterlesen oder zur Seite legen möchten.

Möglichkeit 2: Alleine durch das Beobachten hat sich Ihr Mediengebrauch schon so verändert, dass Sie *jetzt* damit zufrieden sind. Es ist ein psychologisches Phänomen, dass sich Verhaltensweisen alleine durch das Beobachten und durch die erhöhte Aufmerksamkeit, die Sie damit Ihrem Verhalten schenken, verändern können.

Das Beobachten führt dazu, dass wir uns intensiver mit dem Verhalten auseinandersetzen, sensibilisiert und achtsamer dafür werden (mehr zu Achtsamkeit ab S. 126). Hierdurch entstehen durchaus unbewusst bereits erste Veränderungen.

Beobachten Sie Ihren Mediengebrauch für zwei weitere Wochen! Wiederholen Sie jeweils einwöchige Beobachtungen, wann immer Sie sich nicht sicher sind, ob Ihr Mediengebrauch zu viel wird.

Möglichkeit 3: Sie stellen fest, dass Sie zu viel Zeit im Internet verbringen, aber durch das Beobachten hat sich diese Zeit nicht verringert.

Falls Möglichkeit 3 bei Ihnen zutrifft, schlage ich Ihnen vor, sich selbst ein sinnvolles Limit zu setzen, zum Beispiel höchstens zwei Stunden am Tag, nur nach 19 Uhr, nur, wenn sonst nichts Wichtiges erledigt werden muss, nur nachdem der Abwasch erledigt ist o. Ä.

Dies sind nur Beispiele! Wichtig ist, dass es Ihre eigenen Regeln sind, die Sie selbst festlegen. Nicht die Regeln, die jemand anderes für Sie gut findet.

Nur wenn das wirklich für Sie in Ordnung ist und Sie selbst Schwierigkeiten haben, sich selbst sinnvolle Regeln aufzustellen, beraten Sie sich mit einer Vertrauensperson. Vielleicht ein Freund, mit dem Sie früher oder auch immer noch häufig zusammen online waren/sind. Der sein Leben aber jetzt auf die Reihe bekommt.

Stellen Sie Ihre eigenen Regeln auf!

Und dann beobachten Sie sich selbst beim Einhalten dieser Regeln. Benötigtes Material: Wieder ein Notizbüchlein und ein Stift. Vielleicht noch einen Wecker, um Sie an die selbst gesetzte Zeitlimitierung zu erinnern.

Halten Sie die selbst erstellten Regeln auf der ersten Seite Ihres Medienlogbuchs fest.

Dann protokollieren Sie lückenlos jeden Tag Ihren Mediengebrauch, wieder mindestens über eine Woche!

Beispiel 1:

☐ Seite 1 (Regeln):

☐ Streamen, Chatten, Surfen, Spielen pro Tag nicht mehr als zwei Stunden

☐ Laptop einschalten erst, wenn Hausarbeit (Abwasch, Aufräumen) erledigt

☐ Nie vor 20.00 Uhr unter der Woche

☐ Nie später als 23.30 Uhr unter der Woche

☐ Am Wochenende, wenn sonst nichts vor, vier Stunden täglich erlaubt, Uhrzeit egal

Logbuch

Montag:

☐ Einschalten 20.56 Uhr

☐ Aktivität: gespielt

☐ Ausschalten 22.34 Uhr

☐ Insgesamt circa 1,5 Stunden

☐ Kommentar: Abwasch vorher erledigt, Aufräumen nicht 100%, sieht aber ok aus. Wollte eigentlich nur eine Stunde spielen und dann noch eine eine Folge Serie streamen, Spielen wurde aber länger, daher auf Serie verzichtet

Dienstag:

☐ Einschalten 20.15 Uhr

☐ Aktivität: zwei Folgen Serie geschaut

☐ Ausschalten 21.45 Uhr

☐ Insgesamt 1,5 Stunden

☐ Kommentar: Pflichten alle vorher erledigt

Mittwoch:

☐ Einschalten 20.00 Uhr

☐ Aktivität: eine Sunde gespielt; zwei Folgen gesehen

☐ Ausschalten 22.30 Uhr

☐ Insgesamt circa 2,5 Stunden!

☐ Kommentar: war zu spannend, musste noch eine Folge streamen

Donnerstag:

☐ War erst im Training und dann noch mit Freunden weg, kein Mediengebrauch

Freitag:
- ☐ Einschalten 19.50 Uhr
- ☐ Aktivität: gechattet, gesurft
- ☐ Ausschalten 22.00 Uhr
- ☐ Insgesamt circa zwei Stunden
- ☐ Kommentar: etwas früher angefangen, weil mir so langweilig war

Samstag:
- ☐ Einschalten 10.00 Uhr
- ☐ Aktivität: gespielt
- ☐ Ausschalten 12.30 Uhr
- ☐ Einschalten 14.30
- ☐ Ausschalten 16.00 Uhr
- ☐ Aktivität: gesurft, gechattet, gespielt
- ☐ Einschalten 19.00 Uhr
- ☐ Aktivität: gespielt
- ☐ Ausschalten 20.30 Uhr
- ☐ Insgesamt 5,5 Stunden
- ☐ Kommentar: uups! langweiliger Tag, Geschirr ist liegengeblieben, Staubsaugen auch. Mach ich morgen!

Sonntag:
- ☐ Einschalten 21.00 Uhr
- ☐ Aktivität: Wii[4] mit Freunden
- ☐ Ausschalten 22.30 Uhr
- ☐ Insgesamt circa 1,5 Stunden
- ☐ Kommentar: vorher alles erledigt, Wohnung sieht gut aus, Nachmittag draußen mit Kumpels, war schön, abends noch zwei Freunde zu Besuch, gemeinsam Wii gezockt, war gesellig, zählt das überhaupt?

Wochenkommentar:
- ☐ Insgesamt ganz zufrieden, paar Ausrutscher dabei, aber klappt einigermaßen so, wie ich mir das vorgestellt habe. Wenn es so bleibt, ist es ok. Protokoll werde ich erst mal weiterführen!

4 Wii ist eine Spielkonsole mit Bewegungssensor.

Beispiel 2:
☐ Seite 1 (Regeln):
☐ Handy nicht mehr als vier Stunden am Tag
☐ Hausaufgaben müssen bis 18.00 Uhr erledigt sein

Logbuch
<u>Montag:</u>
☐ Sauschwer aufzuschreiben, weil ich immer zwischendurch am Handy bin. Versuchs aber
☐ Nach der Schule halbe Stunde gechattet
☐ Von 16.00 bis 17.00 paar kleine Spiele gemacht, parallel über What's app geschrieben.
☐ Von 19.00 bis 20.30 gechattet
☐ Zwischendurch immer mal kurz am Handy, zusammen vielleicht halbe Stunde?
☐ Hausaufgaben erledigt
☐ Insgesamt 3,5 Stunden: Läuft!

<u>Dienstag:</u>
☐ Heute nix auf
☐ Nach der Schule zwei Stunden dies und das
☐ Zwischendurch immer mal wieder, zusammen circa eine Stunde
☐ Nach dem Abendessen circa drei Stunden am Stück
☐ Insgesamt sechs Stunden, aber nicht schlimm, weil nix auf

<u>Donnerstag:</u>
☐ Gestern nix eingetragen
☐ Gestern Test verhauen, weil nix gelernt, scheiße!
☐ Gefrustet, ganzen Tag am Handy

<u>Freitag:</u>
☐ Heute ohne Hausaufgaben in die Schule, Striche kassiert
☐ Nach der Schule 30 min Pause, danach gelernt (Englisch am Montag)
☐ Ständig zwischendurch gestört, weil dauernd Nachrichten auf What's app (Beginn Wochenende ist immer viel)
☐ Deswegen irgendwann aufgegeben zu lernen und auch mitgechattet

☐ So funktioniert das nicht, muss meine Regeln überdenken, vielleicht Zeiten, wo Handy ganz aus oder stumm? Werde mich mal mit Tim beraten, der bekommt das doch auch hin

Unterstützen Sie sich selbst beim Einhalten Ihrer Regeln durch »Krücken«: Stellen Sie sich einen Wecker. Stellen Sie am Computer ein, dass er nach zwei Stunden automatisch runterfährt. Sagen Sie einer Vertrauensperson Bescheid, die Sie nach einer gewissen Zeit daran erinnern soll, dass die Zeit abgelaufen ist. Nutzen Sie die Vorschläge aus Abschnitt »Alternativen finden«, ab S. 101.

Wenn Sie ehrlich zu sich selbst sind, werden Sie schnell merken, ob es Ihnen leicht fällt, die Regeln einzuhalten. Wenn Sie es nicht schaffen, sich an Ihre eigenen Regeln im »kontrollierten Gebrauch« zu halten, dann ist es sinnvoll, weitere Maßnahmen zu ergreifen. Dazu mehr in den nächsten Abschnitten.

Der medienfreie Tag

> Seit ich What's app gelöscht habe, fühle ich mich wie befreit!
> *Hanna, 19*

Um das einmal klar festzuhalten: Mit oben genannter Handy-App habe ich persönlich kein Problem. Ich nutze sie selbst und empfinde sie in vielerlei Hinsicht als praktisch. Es handelt sich hierbei um das Zitat einer Patientin, und ich möchte es gerne anhand des nächsten Fallbeispiels weiter erläutern:

Hanna ist eine junge Frau, die viel zu viel Zeit im Internet zugebracht hat. Weil sie deswegen durch das Abitur gefallen ist, hat sie selbst ein gewisses Problembewusstsein. Zur Therapie kommt sie aber, weil ihre Eltern Druck gemacht haben. Sie hätte lieber selbst noch weiter versucht, das Problem in den Griff zu bekommen. Ihre Freundinnen und Freunde fehlen ihr sehr. Über What's app hält sie Kontakt zu ihnen. Da in der Klinik der Handygebrauch nur auf dem Zimmer erlaubt ist (und Internetgebrauch gar nicht), hält sie sich möglichst oft dort auf. In den Therapien denkt sie oft daran, was sie gerade verpasst bei What's app. Zu einigen Therapien geht sie auch nicht, weil sie ihren Freunden schreibt und die Zeit vergisst. Hierfür bekommt sie eine erste Verwarnung. Als sie dann noch wenige Tage später mit dem Handy im Speisesaal »erwischt« wird, steht sie kurz vor den »Rauswurf«. Ihr wird klar, dass sich ihr Verhalten wiederholt: Aufgrund ihres Onlinegebrauchs setzt sie etwas in den Sand, wie das Abitur. Auch empfindet sie einen ständigen Druck, ja fast eine Angst, etwas zu verpassen bei What's app. Dies nervt sie zunehmend. Also beschließt sie selbstständig und ohne ihrem Therapeuten Bescheid zu sagen, einen Schlussstrich zu ziehen. Sie schreibt in ihren Gruppen, dass sie ab jetzt nicht mehr über What's app erreichbar ist. Sie ist sogar so mutig reinzuschreiben, warum! Bisher hat sie ihren Freunden erzählt, sie sei bei einem Praktikum. Dann löscht sie What's app.

Erst Tage später erzählt sie ihrem Therapeuten davon. Sie berichtet, dass sie sich nach dem Löschen wie befreit gefühlt hat (siehe Zitat). Aller Druck sei zum ersten Mal seit Monaten von ihr abgefallen. Es seien einige SMS mit Fragen eingegangen. Als sie zurückschrieb, dass sie auch über SMS zurzeit nicht kommunizieren will, aber gerne mal mit ihnen telefoniert, hätten insgesamt vier Freunde angerufen. Das seien die besten Gespräche gewesen, die sie seit Langem geführt habe. Die anderen hätten viel Verständnis für sie gehabt.

Zwei der Freunde nehmen am Wochenende darauf vierhundert Kilometer auf der Autobahn auf sich, um sie in der Klinik zu besuchen. Hanna selbst fühlt sich auch weiterhin erleichtert durch den Schritt. Sie kann sich jetzt viel besser auf die Therapie einlassen und entwickelt wieder Zukunftsperspektiven im Real Life.

Medienfreiheit auf Dauer ist keine Lösung.

Unsere Welt ist voll von digitalen Medien, wir müssen lernen, mit ihnen umzugehen. Medienfreie Tage einzuführen, ist möglicherweise nicht für jeden geeignet oder möglich. Zum Beispiel kann es sein, dass der reale Freundeskreis sich nur über soziale Netzwerke wie eben What's app oder Facebook verabredet. Sehe ich nicht regelmäßig rein, bekomme ich das nicht mit. Das heißt aber nicht, dass ich alle fünf Minuten reingucken muss. Auch hier kann man sich feste Zeiten setzen.

Gerade für die Anfangszeit der Veränderung kann aber eine komplette »Auszeit« sehr wichtig und hilfreich sein. Um einen klaren Kopf zu bekommen. Um mal in Ruhe nachdenken zu können. Um sich einmal selbst »internetfrei« zu erleben. Um Zeit und Muße für alternative Aktivitäten zu haben.

> Im Urlaub hatte ich zwei Wochen kein Internet. Da hat es mir überhaupt nicht gefehlt.

Ein Zitat, das ich so immer wieder höre. Wenn ich nachfrage, warum das so ist, sind die Antworten oft ähnlich. Im Urlaub gibt es Neues zu entdecken, andere Möglichkeiten der Beschäftigung. Im Urlaub kann man mal so richtig ausspannen. Und dafür ist die Freiheit, mal nicht online zu sein, sogar zuträglich. Der Alltagsdruck, ständig »on«, erreichbar sein zu müssen, ist weg. Deshalb möchte ich Ihnen jetzt einen »Kurzurlaub« bescheren: einen medienfreien Tag.

Bereiten Sie Ihren medienfreien Tag gut vor.

Sagen Sie Ihren Freunden, dass Sie an diesem Tag nicht über das Internet erreichbar sind. Oder dass Sie einen Tag nicht mitspielen können. Vielleicht können Sie Ihre Zugangsgeräte für den einen Tag sogar abgeben? Damit würden Sie es sich selbst leichter machen, wirklich durchzuhalten.

Und besonders wichtig: Überlegen Sie sich vorher, was Sie mit der frei gewordenen Zeit anfangen. Denn das könnte schwierig werden, wenn Ihnen die Alternativen fehlen. Ein paar Vorschläge finden Sie im Abschnitt »Raus ins Real Life!«. Neugierig auf neue Erfahrungen zu sein, ist, wie schon erwähnt, eine der Stärken von Onlinesüchtigen. Ich bin gespannt, wie diese neue Erfahrung für Sie ist.

Medienkompetenz: die Ampel

Wissen Sie, was Medienkompetenz ist? Es gibt eine Definition der Europäischen Kommission:

»Die Fähigkeit des Zuganges, der Analyse und der Beurteilung der Macht der Bilder, Töne und Botschaften, die einen wichtigen Teil unserer zeitgenössischen Kultur darstellen, ebenso wie die Fähigkeit, mithilfe der persönlich verfügbaren Medien kompetent zu kommunizieren.«

Übersetzt?

Für mich besteht Medienkompetenz aus zwei unabhängigen Komponenten:

1. eigenverantwortliche, kritische und verantwortungsvolle Teilhabe
2. technisches Verständnis

Wenn es um das technische Verständnis geht, dann sind meine Patienten mir deutlich überlegen. Sie kennen sich wesentlich besser aus. Ich gehe davon aus, dass Sie als Betroffener über ähnlich gute Fähigkeiten im technischen Umgang verfügen. Diese Fähigkeiten sind sehr nützlich. Im Abschnitt »Hintertürchen zumachen«, ab S. 90, werden wir diese Fähigkeiten nutzen.

Was unseren Patienten – und wahrscheinlich auch Ihnen – aber fehlt, ist die Fähigkeit, verantwortungsvoll mit dem Internet umzugehen. Das kann viele Gründe haben. Zu wenig Regulation in der Kindheit. Oder zu viele Verbote. Sehen Sie sich hierzu auch noch einmal die Fallbeispiele in Kapitel 2 an (Kevin, S. 27, und Sebastian, S. 28).

Also: Die Fähigkeit, selbstverantwortlich mit dem Internet umzugehen, ist verlorengegangen oder war nie da.

Was tun?

Einem Alkoholiker raten wir, nie wieder Alkohol zu trinken. Einem Glücksspielsüchtigen raten wir, in Zukunft eine großen Bogen um die Spielautomaten zu machen und nie wieder Geld reinzuwerfen.

Und Ihnen? Die logische Konsequenz wäre: Nie wieder ins Internet! Doch das ist wohl kaum möglich! Das Internet ist aus unserer Zeit nicht mehr wegzudenken. Ob für die Schule, für den Beruf oder Alltag: Das Internet ist allgegenwärtig. Onlinesucht ist in dieser Hinsicht eher mit einer Essstörung zu vergleichen. Auf das »Suchtmittel« oder den Kern des Problems kann nicht vollständig verzichtet werden. Also müssen wir lernen, vernünftig damit umzugehen.

Lernen Sie einen vernünftigen Umgang mit dem Internet!

Und wie sieht so ein vernünftiger Umgang mit dem Internet jetzt aus? Einfach ein bisschen weniger chatten, surfen und spielen? Sicher haben Sie schon den ein oder anderen Versuch, Zeit im Internet zu reduzieren, hinter sich. Wenn es so einfach wäre, dann hätten Sie kein Problem. Es braucht eine Alternative.

In der Klinik arbeiten wir mit dem »Ampelmodell«. Das will ich auch Ihnen ans Herz legen.

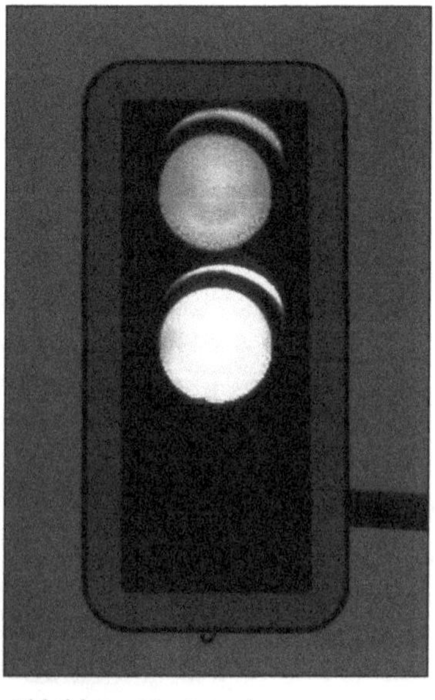

Abbildung 11: Ampel

In den vorherigen Kapiteln habe ich Ihnen Möglichkeiten vorgestellt, Ihr Verhalten zu beobachten und zu regulieren. Wenn das funktioniert hat: super! Wahrscheinlich haben Sie dann aber nicht das Vollbild der Erkrankung. Denn unsere jahrelange Erfahrung zeigt: Die Aktivität, die über Jahre so aus dem Ruder gelaufen ist, wird sich so schnell nicht regulieren lassen. Egal, ob Sie zu viel chatten, surfen oder spielen. Unsere Empfehlung deswegen: Diese problematischen Aktivitäten sollten Sie in Zukunft komplett einstellen! Ich weiß, dass Ihnen diese Empfehlung nicht gefallen wird. Aber ich muss Sie nach bestem Wissen und Gewissen beraten. Und meine Erfahrung bei der Behandlung Betroffener ist, dass nach jahrelanger exzessiver Nutzung eines Mediums die Rückkehr zu einem geregelten Gebrauch sehr schwierig zu realisieren bis unmöglich ist. Wahrscheinlich liegt das an dem hohen (virtuellen) Selbstwert, der aus der Onlineaktivität gezogen wird. Wenn ich viele positive Rückmeldungen im Chat erhalte, weil ich ständig »on« bin, dann werden mir diese fehlen, wenn ich weniger online bin. Also werde ich meine Zeit im Internet wieder ausdehnen. Bei den Gamern ist sicher auch das ausgeklügelte Belohnungssystem (s. Kapitel 2) ein Faktor. Das heißt, dass Sie auf Ihre exzessive Hauptaktivität in Zukunft – zumindest erst einmal – verzichten sollten! So lange, bis Sie wieder mit zwei Beinen in der Realität stehen. Und vielleicht werden Sie dann ja feststellen, dass Sie die Onlineaktivität gar nicht mehr brauchen.

Sie haben hauptsächlich in einem bestimmten sozialen Netzwerk gechattet? Dann sollten Sie in Zukunft dieses soziale Netzwerk meiden. Oder aber: Wenn es wirklich unverzichtbar ist, um Kontakte zu Ihren realweltlichen Freunden zu halten, dann sollten Sie alle Kontakte, die Sie nicht face to face kennen oder die ähnlich häufig wie Sie aktiv sind, entfernen. Zu Ihrer eigenen Sicherheit. Zu groß ist die Gefahr, dass, trotz guter Absichten, alles so bleibt, wie es war.

Wenn es wirklich notwendig ist, das Netzwerk weiter zu benutzen, empfehle ich Ihnen auch größtmögliche Offenheit. Sie müssen sich auf der Arbeit kein Schild umhängen, auf dem steht: »Ich bin onlinesüchtig«. Sie müssen sich auch nicht in die Fußgängerzone stellen und es laut herausschreien. Wenn Sie aber mit Freunden in einem sozialen Netzwerk weiter aktiv bleiben, so sollten Sie diese, wenn irgend möglich, über Ihr Problem informieren. Wenn es Freunde sind, dann werden sie es verstehen und mit Ihnen zusammen darauf achten, dass das Verhalten nicht wieder exzessiv wird.

Seien Sie offen! Stehen Sie zu ihrem Problem!

Auf diese Empfehlung zur Offenheit komme ich gleich noch mal beim »gelben« Bereich der Ampel zurück. Überlegen Sie aber genau, ob es nicht sinnvoll und praktikabel ist, nur noch über sms oder über Anrufe Kontakt zu halten.

Wenn Sie bisher hauptsächlich ein Onlinerollenspiel gespielt haben, so sollten Sie zu Ihrer eigenen Sicherheit zukünftig darauf verzichten. Löschen Sie den Account dieses Spiels. Und auch den Account aller anderen Onlinerollenspiele. Zu groß ist die Gefahr, von einem Problem ins nächste zu rutschen. Vielleicht ist es auch sinnvoll, sich eine neue E-Mail-Adresse zuzulegen. Warum? So mancher Gamer wurde durch Werbe-E-Mails von seinen alten Spieleanbietern mit verlockenden Angeboten wieder verführt. Eine neue E-Mail-Adresse kann hiervor schützen.

Wenn Sie Egoshooter nur ab und zu mit Freunden gespielt haben und es nie ein Problem gab, können Sie versuchen, es weiter zu spielen. Vielleicht setzen Sie es auf »Gelb« (Erklärung siehe nächsten Abschnitt) und beobachten Sie sich gut dabei.

Wenn Sie bisher insbesondere auf Seiten zu bestimmten Themen gesurft haben und dies so ausgeufert ist, dass Sie dafür Ihr Leben vernachlässigt haben, dann sollten Sie diese Seiten meiden und am besten auch sperren. Wenn es unbedingt notwendig ist, zum Beispiel weil Sie beruflich Informationen zu diesen Themen recherchieren müssen, dann weichen Sie zur Informationsbeschaffung auf andere Medien aus (z.B. auf Zeitschriften). Informationsbeschaffung zu anderen Themen im Internet ist möglicherweise weiter möglich. Für Sie gilt aber höchstwahrscheinlich: Jedes Surfen im Internet ist gefährlich, setzen Sie es auch auf »Gelb« und beobachten Sie sich aufmerksam.

Erstellen Sie eine Ampel!

Jetzt will ich Sie auffordern, für sich selbst einmal eine solche Ampel zu erstellen. Verwenden Sie dafür Material 7 im Anhang und markieren Sie sich die Ampelzeichen am besten farbig.

Rot sind Aktivitäten im Internet, die Sie als zu gefährlich einstufen. Die bisher exzessiv waren. Bei denen Sie befürchten, dass Sie exzessiv bleiben. Aktivitäten, auf die Sie in Zukunft verzichten wollen und müssen.

Gelb sind Aktivitäten, die Sie als gefährlich einstufen. Die in der Vergangenheit schon mal kurzzeitig ausgeufert sind oder bei denen Sie sich nicht sicher sind, ob ein exzessiver Gebrauch entstehen könnte. Aktivitäten, von denen Sie aber glauben, dass Sie sie weiter ausüben können. Hier gilt besondere Vorsicht.

Grün sind Aktivitäten im Internet, die bisher kein Problem waren und aller Wahrscheinlichkeit nach auch zukünftig kein Problem werden. Typische Beispiele hierfür sind oft Onlinebanking und das Checken von E-Mails, vielleicht ein- oder zweimal am Tag.

Natürlich können Sie auch Aktivitäten in die Ampel mit aufnehmen, die nichts mit dem Internet zu tun haben. Ein Patient hat beispielsweise das Lesen von Fantasyromanen auf Rot gesetzt, da er in der Vergangenheit bei sich bemerkt hatte, hier auch zu Exzessen zu neigen und alles andere dafür zu vernachlässigen. Ein krankhafter Surfer nahm das Lesen mehrerer Zeitungen mit auf, da er befürchtete, dabei zu viel Zeit zu lassen. Im Allgemeinen soll es bei der Ampel aber vor allem um Ihren Mediengebrauch am Computer gehen.

Die Ampel ist und bleibt »dynamisch«. Das heißt, sie verändert sich fortwährend. Fast keiner unserer Patienten geht am Schluss mit der gleichen Ampel raus, die er zu Beginn erstellt hat. Und auch an die Erfahrungen, die Sie dann zu Hause machen, muss die Ampel ständig angepasst werden. Lassen Sie Ihre Erfahrungen einfließen. Ein gelber Bereich erweist sich als zu gefährlich? Dann muss er wohl auf Rot wandern. Eine andere Aktivität aus dem gelben Bereich händeln sie seit Monaten ohne jegliche Probleme? Vielleicht kann sie auf Grün gesetzt werden. Und vielleicht haben Sie das ein oder andere Verhalten doch zu vorschnell auf Grün gesetzt? Nur dass ein Verhalten von Rot auf Gelb wandert, ist leider recht unwahrscheinlich. Damit würden Sie ein sehr großes Risiko eingehen, wieder in Ihr altes exzessives Verhalten zurückzufallen. Bleiben Sie wachsam!

Der rote Bereich ist eindeutig: Finger weg! Auch der grüne ist klar: unproblematischer Umgang. Schwierig und schwammig ist der gelbe Bereich. Hier müssen Sie vorsichtig sein. Aber was genau bedeutet nun vorsichtig? Ab wann müssen die Alarmglocken läuten? Wie passe ich auf?

Greifen Sie zum Beispiel auf die Methode des Medienlogbuchs, S. 76, zurück. Beobachten und protokollieren Sie Ihr Verhalten. Treffen Sie Vorkehrungen wie Wecker stellen oder Zeitschaltuhr. Hierzu zählt auch die eben schon erwähnte Offenheit. Wenn möglich, weihen Sie bei »gefährlichen« Internetaktivitäten Bezugspersonen ein, die Sie unterstützen können. Stellen Sie sich klare Regeln auf. Und ziehen Sie Konsequenzen, wenn Sie es nicht schaffen, Ihre eigenen Regeln einzuhalten, zum Beispiel, indem Sie eine Aktivität von Gelb auf Rot setzen.

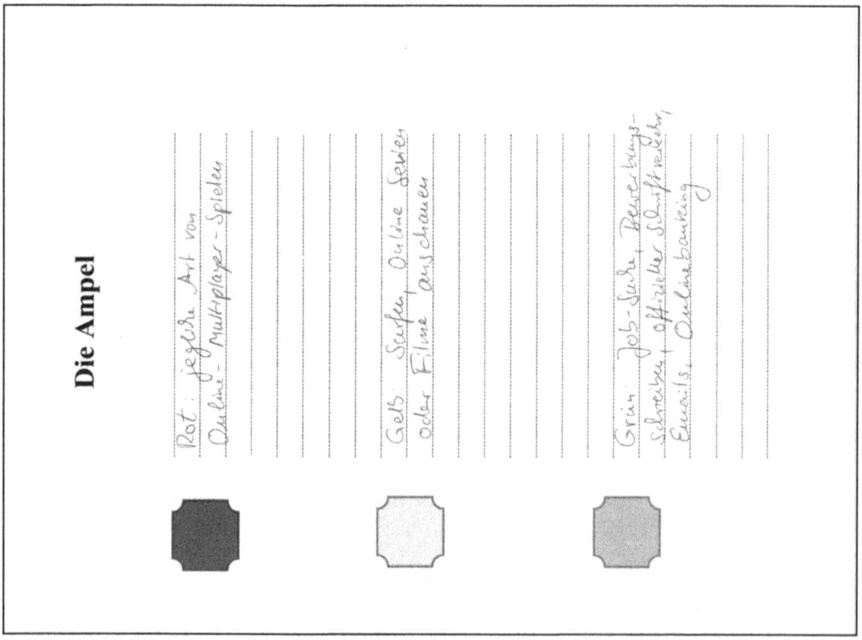

Abbildungen 12 und 13: Beispiele von persönlichen Ampeln

E-Mail eines ehemaligen Patienten, einige Monate nach dem Klinikaufenthalt:

Hallo Holger,
jetzt hab ich mal Zeit für ein Update. Hier läuft zurzeit alles sehr gut. Wie ich ja sagte, bin ich seit der Klinik nach wie vor spielfrei, was WoW angeht. Es gab einen kleinen Call-of-Duty-Ausrutscher, aber nachdem sich meine Zeiten immer weiter ausgedehnt haben, blieb mir nichts anderes übrig, als die Shooter auch auf Rot zu verschieben. Mittlerweile hab ich seit April etwa nichts mehr gespielt. Seit Juni bin ich auch im Gröbsten den Spieldruck los, der mich eine Zeit lang noch in bestimmten Situationen des alltäglichen Lebens verfolgt hat…

Und was machen Sie nun mit Ihrer Ampel? Natürlich verinnerlichen. Und hierzu ist es sinnvoll, sie irgendwo prominent anzubringen. Da, wo Sie sie immer sehen. Also beispielsweise direkt über dem Bildschirm des Computers. Oder als Hintergrundbild beim Smartphone. Damit Sie Ihnen immer, wenn Sie das Internet nutzen, ins Auge sticht.

Bringen Sie die Ampel gut sichtbar an!

Sie haben sich entschieden? Sie wollen wirklich ernsthaft auf problematische Aktivitäten im Internet verzichten? Dann führen Sie diese Absicht in eine Handlung über. Das ist besonders wichtig. Verschiedene Studien haben gezeigt, dass es Onlinesüchtigen besonders schwerfällt, einen Plan gewissenhaft weiter zu verfolgen und in eine Handlung umzusetzen. Also: Strafen Sie die Studien lügen! Handeln Sie! Führen Sie eine Accountlöschung der roten Aktivitäten aus! Da Ihnen das höchstwahrscheinlich nicht leichtfallen wird, es aber in vielerlei Hinsicht wichtig ist, widmen wir dieser Handlung gleich noch ein eigenes Kapitel (»Abschiedsrituale«).

An dieser Stelle sei Ihnen nochmals ans Herz gelegt, sich professionelle Hilfe bei einer Suchtberatungsstelle, einem Psychotherapeuten, Ihrem Hausarzt oder einer spezialisierten Klinik zu holen und die Maßnahmen dieses Buchs als Hilfestellung und Überbrückung zu sehen, bis diese Hilfe greift. Wenn Ihnen ein Vorschlag, wie zum Beispiel die Accountlöschung, zu belastend ist, dann warten Sie damit, bis die Hilfe steht!

Merksatz: Holen Sie sich Hilfe!

Da es vermutlich nicht möglich und auch nicht wünschenswert ist, auf das Internet Zeit Ihres Lebens komplett zu verzichten, ist es wichtig, dass Sie – nach einer gewissen Zeit des Abstands – einen sinnvollen Umgang mit dem Medium erlernen. Und einen selbstverantwortlichen Umgang kann man nur erlernen, wenn man übt und wenn man dadurch alternative Verhaltensweisen ins Rollen bringt. Wann immer Sie aber ins Internet gehen: Stecken Sie sich vorher klare Ziele und einen klaren Zeitrahmen für die Nutzung. Und greifen Sie auf ein Logbuch, wie weiter oben beschrieben (S. 76), zurück, um sich selbst zu kontrollieren.

Hintertürchen zumachen

In diesem Kapitel möchte ich Ihnen ein paar Hilfestellungen an die Hand geben, damit Sie Ihren Plan, deutlich weniger Zeit online zu verbringen, auch umsetzen können.

Lassen wir zunächst die Profis zu Wort kommen:

Gruppenarbeit von 12 Patienten mit Onlinesucht

Motto: »Sicher sind wir nie… Jedoch können wir uns ein paar Hürden einbauen, um Rückschläge zu erschweren und um Zeit für eine Rückbesinnung zu gewinnen!«

Maßnahmen, um ein Zurückfallen in alte Verhaltensweisen zu verhindern:

- ☐ Account-Löschung
- ☐ Pop-up-Blocker als Add-on (z.B. Ad-Block plus)
- ☐ Team-Viewer (Programm zur Fernkontrolle des PC)
- ☐ Chroniken und Favorite-Sites löschen
- ☐ Routereinstellung ändern (Ports sperren etc.)
- ☐ Provider kontaktieren (Ports, Webseiten sperren)
- ☐ Zeitschaltuhr für den Router
- ☐ Arbeits-PC holen mit schlechter Grafikkarte und Gamer-PC austauschen
- ☐ Kontrollprogramme (pro Tag nur eine Stunde PC an)
- ☐ Internetleitung reduzieren
- ☐ Internetstick holen, keine Flatrate
- ☐ »Admin« abgeben

- ☐ Auf Linux oder Ubuntu umstellen
- ☐ Internetverlauf durch jemanden kontrollieren lassen
- ☐ PC zu Verwandten stellen
- ☐ Bestimmte Zeit kein Internetanschluss (bis man wieder gefestigt ist im Real Life)

Mit einem haben die Patienten auf jeden Fall recht: Hundertprozentige Sicherheit, dass Sie nicht wieder in einen exzessiven Gebrauch zurückrutschen, gibt es nicht. Sie können aber versuchen, sich einen Rückfall schwerer zu machen. Und damit das Umsetzen Ihrer Ziele leichter wird, hier ein paar Ideen:

Eine Möglichkeit, eine große Hintertür zuzumachen, ist die **Accountlöschung**. Diese wird im nächsten Kapitel ausführlich vorgestellt.

Sie können sich einen **Steharbeitsplatz** für Ihren Computer einrichten. Stellen Sie die Tastatur auf ein Stehpult. Alleine Ihre Beine werden Sie nach einiger Zeit darauf hinweisen, dass mal wieder eine Pause angesagt ist.

Wechseln Sie das Betriebssystem. Zum Beispiel laufen viele Spiele auf Windows, nicht aber auf Linux.

Stellen Sie den Wecker auf Ihrem Smartphone. Immer, wenn Sie es zur Hand nehmen, stellen Sie als Erstes den Wecker ein. Nach Ablauf kommt ein akustisches Signal. So wird es Ihnen nicht mehr passieren, dass Sie »einfach mal so die Zeit vergessen«. Am Rechner können Sie eine **Zeitschaltuhr** aktivieren, die nach einer bestimmten Zeit den Rechner einfach runterfährt. Hierfür können Sie beispielsweise ein Kindersicherungsprogramm verwenden. Alternativ können Sie einen **Wecker** so **im Raum postieren**, dass Sie aufstehen müssen, um ihn auszuschalten.

Sie können die **Zeitfresserspiele** vom Handy **runterwerfen.**

Sie können **Seiten** komplett **sperren**, die Sie bisher zu viel Zeit gekostet haben.

Sie können Ihre **E-Mail-Adresse wechseln** und nur an wirklich wichtige Kontakte weitergeben. Dies schützt Sie auch vor Werbung von Spieleanbietern.

Müssen Sie wirklich in 27 **Gruppen** aktiv sein und alle dazugehörigen Nachrichten lesen? **Reduzieren** Sie die Gruppen auf das Wesentliche!

Bauen Sie eine **schlechtere Grafikkarte** in Ihren Computer ein.

Viele neue Spiele machen dann so wenig Spaß, dass keine Gefahr besteht, zu lange davor zu sitzen. Oder sie laufen erst gar nicht. Oder legen Sie sich ein leistungsschwaches Netbook zu anstatt des Gamer-PCs.

Platzieren Sie den Computer **öffentlich** in gemeinsam genutzten Räumen in Ihrer Wohnung und nicht im »stillen Kämmerlein«.

Führen Sie **Smartphonezeiten** ein und legen Sie es die restliche Zeit irgendwo ab oder geben es sogar weg.

Gestalten Sie **Hintergrundbilder** auf Computer und Handy so, dass Sie immer an Ihre Ziele erinnert werden (zum Beispiel Foto der Ampel als Hintergrundbild).

Entfernen Sie alle **Computerspiele** aus der Wohnung.

Gestalten Sie Ihr **Zimmer** oder Ihre Wohnung **um**. Hängen Sie **Spieleposter** ab. Renovieren Sie. Machen Sie aus der »Zockerhöhle (-hölle)« wieder einen **Wohn- und Lebensraum**, in dem Sie sich wohlfühlen.

Verzichten Sie **auf** das Lesen von **Computer- oder Smartphonezeitschriften** und **meiden** Sie entsprechende **Webseiten. Kündigen** Sie **Abonnements**, wenn vorhanden.

Ergänzen Sie diese Ideen mit Ihren eigenen. Benutzen Sie dafür Ihr technisches Know-how und ihren Einfallsreichtum.

Abschiedsrituale

Damit man etwas Neues beginnen kann, muss man erst einmal mit dem Alten abschließen. Ein ehemaliger Patient hat einmal den Vergleich zu einer beendeten Beziehung gezogen. Jahrelang hat er seiner Ex-Freundin noch nachgehangen. In all dieser Zeit hat er sich nie richtig auf eine neue Beziehung einlassen können. Es brauchte viel Zeit, bis ihm dieses Problem ganz bewusst geworden war. Schließlich beschloss er, einen Weg zu finden, um endlich mit seiner Ex-Freundin abschließen zu können. Er schrieb ihr noch einmal einen Brief, in den er all seine Gefühle – die guten wie die schlechten – hineinpackte. Er schickte ihn aber nie ab, sondern legte ihn zusammen mit allen Fotos, Briefen und Erinnerungsstücken in eine Kiste und begrub diese im Rahmen eines Rituals im Wald. Danach verspürte er erst einmal eine tiefe Traurigkeit. Doch schon wenige Tage später machte sich auch eine Erleichterung bemerkbar, fast fühlte er sich beschwingt. Irgendwann war ihm klar, dass er dieses Kapitel abschließen konnte.

> Und jetzt geht es mir mit dem PC genauso. Ich muss Abschied nehmen, um mich wieder aufs Real Life einlassen zu können. Aber ich habe noch Angst davor!

Wie man einen Abschied einleiten kann, zeigt das Beispiel oben: Rituale helfen! Deshalb will ich mit Ihnen zusammen überlegen, was ein passendes Abschiedsritual für Sie sein könnte. Leider kann ich Ihnen kein Patentrezept à la »dieses Ritual funktioniert immer« liefern. Ihre Onlinenutzung ist – bei allen Gemeinsamkeiten mit anderen – etwas sehr Individuelles. Und so verhält es sich auch mit den Abschiedsritualen. Jeder muss für sich selbst das passende, individuell auf ihn zugeschnittene finden.

Anhand von Fallbeispielen will ich Ihnen ein paar Ideen hierzu an die Hand geben.

Abschied nehmen ist oft einfacher gesagt als getan.

> Der Beginn von WOW war für mich wie ein Neustart … wenn ich jetzt meine Chars löschen muss, dann ist das für mich wie ein Tod.

So geht das Zitat von Michael F. aus Kapitel 2 weiter. Jahrelang hat er »World of Warcraft« gespielt, hat dabei viele verschiedene Charaktere ausprobiert. Mit der Zeit hat sich einer herauskristallisiert, der ihm besonders ans Herz wuchs. Dies war sein »Baby«, das er über Jahre gehegt und gepflegt hat. Zu diesem Charakter hat er eine starke Bindung entwickelt.

> Mein Char war wie ein Haustier, wie mein Bruder … ja wie ein besserer Anteil meiner Selbst!

Wochenlang hat Michael in der Therapie mit sich gerungen, ob dieser Schritt wirklich notwendig ist (zu diesem Schluss kam er recht schnell) und ob er ihn auch gehen kann (hierfür hat er lange gebraucht). Manchmal war er kurz davor, die Therapie abzubrechen, dann wieder fühlte er sich so weit, machte aber kurz vorher doch einen Rückzieher. Schließlich führte er die Charakterlöschung durch. Währenddessen flossen eine Menge Tränen. Die nächsten zwei Tage waren alles andere als schön für ihn. Immer wieder brauchte er Unterstützung. Am dritten Tag begann er, von einer gewissen Erleichterung zu sprechen. Nach ungefähr einer Woche hatte sich ein tiefes Gefühl, das Richtige getan zu haben, breitgemacht. Nun konnte er sich dem Real Life und neuen Aufgaben zuwenden.

Michael hat später eine Selbsthilfegruppe gegründet und seine Erfahrungen an andere weitergegeben. Noch über lange Zeit hatte ich Kontakt zu ihm. Und immer wieder hat er mir geschildert, dass die Accountlöschung und die damit verbundene »Trauerarbeit« der wichtigste Schritt für ihn war.

Bitte lassen Sie sich von diesem Beispiel nicht abschrecken. Wir haben im Laufe der Jahre viele Abschiedsrituale durchgeführt, die wesentlich weniger emotional belastend waren. Trotzdem will ich Sie anhand dieses Beispiels warnen, das Ganze nicht auf die leichte Schulter zu nehmen.

Achtung: Prüfen Sie genau, ob Sie sich emotional stabil genug für ein Abschiedsritual fühlen. Vergewissern Sie sich, dass Sie danach wohlwollende Ansprechpartner haben, die eingeweiht sind. Sollten Sie den geringsten Zweifel haben, sich mit diesem Schritt zu überlasten, warten Sie bitte, bis Sie professionelle Hilfe haben!

Frank P. kündigte seinen Account während der Therapiezeit schriftlich beim Anbieter. Aus technischen Gründen gelang es nicht, während der Therapiezeit zu überprüfen, ob die Löschung vollzogen ist. Auch kam keine Bestätigung. Also vereinbarten wir, dass sich Frank weiter über E-Mail meldet und uns auf dem Laufenden hält. Dies tat er dann auch:

Es ist geschafft: Die Helden hat ein ruhmreicher Tod ereilt. Ich fühle mich sehr erleichtert, es hinter mir zu haben. Über 200 komplette Tage reine Spielzeit habe ich in das Spiel investiert, der Lohn der Arbeit ist nun im Nichts aufgegangen. Jetzt kann ich endlich abschließen. Auf die Bestätigung der Accountlöschung musste ich allerdings noch sechs Wochen warten!!!

Accountlöschungen sind manchmal gar nicht so einfach durchzuführen. Niemand liest AGBs, aber in diesen AGBs steht manchmal, dass der Account Eigentum des Betreibers ist und nicht gelöscht werden kann. Und Charakterlöschungen sind manchmal nicht endgültig, wie das nächste Beispiel zeigt.

Thomas A. wird in ein gut funktionierendes soziales Gefüge hineingeboren. Sowohl Vater als auch Mutter werden als liebevoll empfunden, von beiden fühlt er sich gut unterstützt. Nach dem Abitur

schließt er ein Chemiestudium an. Als Diplomchemiker strebt er zunächst eine Hochschulkarriere an, bricht diese aber aufgrund eines sehr guten Angebotes ab und wird IT-Spezialist bei einer großen Firma. Computer sind ein ständiger Begleiter in seinem Leben, vom Commodore 64 über den ersten PC bis hin zur ständigen beruflichen Nutzung als IT-Spezialist. Auch privat läuft es gut, Herr A. ist verheiratet und hat zwei Töchter. Allerdings bemerkt er eine zunehmende Unzufriedenheit mit seiner Lebenssituation, die sich schleichend ankündigt. In sein Eheleben ist die »Alltagsnormalität« eingekehrt, die große Verliebtheit ist verflogen, es kommt Routine auf. Und auch im Job fühlt er sich zunehmend unterfordert, neue Herausforderungen fehlen ihm. Hinzukommt, dass er im Rahmen seiner Tätigkeit viel auf Reisen ist, oft seine Abende alleine in einem Hotelzimmer verbringt. In dieser Phase kommt er mit dem Online-Rollenspiel »Guild Wars« in Berührung und ist begeistert. Hier kann er epische Abenteuer mit Gleichgesinnten erleben, findet eine aufregende Welt voller Möglichkeiten, kann der Langeweile des Alltags entfliehen. Er investiert immer mehr Zeit in das Spiel, bis er schließlich mindestens sieben Stunden am Tag, wenn möglich bis zu 16 Stunden am Stück spielt. Er wird zunehmend unkonzentrierter im Beruf, was auch einen »Karriereknick« zur Folge hat. Schließlich fühlt er sich im Spiel mehr zu Hause als im »Real Life«. Im Spiel hat er eine beste Freundin, eine Frau in seinem Alter, die ihn versteht, mit der er fast ständig chattet und mit der er über alle Probleme »reden« (schreiben) kann. Als er durch einen Zufall erfährt, dass seine »beste Freundin« ein Mann ist, der sich in einem anderen Chat auch noch über ihn lustig macht, kommt es zu einem massiven depressiven Einbruch. Privat steht die Ehe kurz vor der Trennung, kann aber mittels einer Paartherapie zunächst gerettet werden.
Zuvor ausgeblendete weitere massive Nachteile durch das Onlinespielen werden Thomas A. bewusst. Innerhalb von zwei Jahren hat er fast 30 Kilogramm zugenommen, er hat nun erhöhten Blutdruck, zunehmende Gelenkschmerzen und weitere körperliche Beschwerden.
Trotzdem gelingt es ihm auch in der Folge nicht, seine Onlinezeiten wesentlich zu reduzieren. Ist er einmal im Spiel, vergisst er all seine guten Vorsätze und »zockt« stundenlang. Er taucht tief in das Geschehen ein und identifiziert sich völlig mit seinem virtuellen Avatar. Als sowohl beruflich als auch wiederum in der Ehe Konsequenzen drohen, sieht Thomas A. keine andere Möglichkeit mehr, lässt seinen Charakter (einen strahlenden Ritter) in den Sonnenuntergang

reiten, verabschiedet sich aus dem Spiel und löscht seinen Account. Als er sich wenige Wochen später in stationäre Therapie begibt, trauert er immer noch stark um den Verlust »seines« Ritters. Es ist ihm, als ob er einen Bruder oder einen großen Teil seiner selbst verloren habe. Trotzdem ist er überzeugt, das Richtige getan zu haben.

Nach der Therapie findet Thomas gut ins reale Leben zurück. Seine Beziehung kann belebt werden, auch das Vertrauensverhältnis kann wieder hergestellt werden. Die Beziehung zu seinen Töchtern ist so gut wie nie zuvor. Beruflich eröffnen sich neue Möglichkeiten, er steigt die Karriereleiter hinauf. Im Privaten pflegt er viele Hobbys, wie beispielsweise Tischtennis und Klarinette spielen. In seiner Freizeit erfüllt er sich zunehmend Wünsche wie Reisen in ferne Länder und erlebt so die Abenteuer, die er vorher im Spiel gesucht hat, nun wirklich. Kurz: Er hat ein erfülltes und glückliches Leben. Ungefähr zwei Jahre nach der Accountlöschung erhält er eine E-Mail vom Anbieter: Der Account sei immer noch vorhanden und könne nun reaktiviert werden. Wenn er dies tue, bekomme er noch zusätzlich sieben Tage Spielzeit umsonst.

Thomas ist zunächst überrascht, dann kurz versucht, tatsächlich darauf einzugehen. Schließlich aber überwiegt zum Glück die Wut, dass sein Account nicht gelöscht wurde. Er nimmt umgehend Kontakt zu uns auf, bespricht mit uns die nächsten Schritte und kann so verhindern, wieder in sein altes Verhalten zurückzufallen.

Wenn möglich, kündigen Sie schriftlich mit Kopie des Personalausweises, so dass Sie eindeutig als Inhaber des Accounts ausgewiesen sind. Ein anderes Fallbeispiel zeigt, dass dies eine sicherere Variante ist.

Mark hat während der Therapie seinen Account schriftlich gekündigt. Drei Jahre lang läuft alles gut. Dann kommt eine neue Erweiterung für sein altes Spiel heraus, die ihn sehr reizt. Gegen den Rat seiner Frau, will er wieder anfangen zu spielen. Von anderen ehemaligen Mitspielern, die wie er aufgehört haben, bekommt er mit, dass eine Reaktivierung des alten Accounts möglich ist. Also wendet er sich an den Support und bittet um Reaktivierung seines Accounts. Dieser teilt ihm mit, dass der Account aufgrund der eindeutig identifizierbaren Kündigung unwiederbringlich gelöscht ist. Zunächst ärgert er sich sehr. Noch mal ganz von vorne anfangen ist ihm dann aber doch zu viel. Ein halbes Jahr später auf dem Ehemaligentreffen berichtet er, dass dies ihn davon abgehalten hat, wieder ins alte Verhalten abzurutschen.

Wenn eine Accountlöschung nicht möglich ist, müssen Sie sich mit anderen Ritualen behelfen. So war für einige Patienten nicht ein bestimmtes Spiel sondern ihr »Equipment«, also die technische Ausrüstung, das, was symbolisch für die exzessive Onlinezeit stand. Ein Patient hat in der Therapie seine Gamermaus sowie seine Tastatur, ein anderer seinen ganzen Laptop zerstört. Wieder ein anderer hatte kurz vor der Therapie seinen Laptop aus dem Fenster geworfen.

E-Mail eines ehemaligen Patienten:

Morgen werde ich meine Gamer-Tastatur zerstören, da freu ich mich schon sehr drauf, und vorhin ist mir aufgefallen, dass ich auf dem Laptop, von dem aus ich jetzt schreibe, noch Herr der Ringe Online draufhatte. Ich habe es direkt gelöscht!

Von allzu martialischen Ritualen rate ich aus Sicherheitsgründen dennoch ab. Wenn Sie etwas aus dem Fenster werfen, kann jemand verletzt werden. Wenn Sie den Laptop zerschlagen, kann das umherfliegende Material Sie und andere verletzen. Achten Sie auf Ihre Sicherheit. Vielleicht schmeißen Sie ihr Equipment einfach in den Müll. Auch das hat schon ein Patient gemacht.

Eine bessere Idee könnte sein, Ihr Equipment zu verkaufen, um das Geld wieder sinnvoll ins Real Life zu investieren.

Jens Z. wohnt in einer betreuten WG, weil er sein Leben aufgrund des exzessiven Spielens nicht mehr alleine auf die Reihe bekommt. Zuletzt ist sogar sein Platz dort in Gefahr, da er fast nichts anderes mehr tut, als an der Konsole zu zocken. In der Therapie hat er großen Spaß am Ergometerfahren. Noch viel schöner stellt er es sich vor, wirklich draußen in der freien Natur fahren zu können. Ungefähr zur Hälfte der Therapiezeit fasst er einen weitreichenden Entschluss: Er bittet seinen Betreuer, die Konsole mitsamt allen Spielen bei einem Internetauktionshaus zum Verkauf anzubieten. Für alles zusammen kommt ein schöner Betrag zusammen. Hiervon kauft er sich sowohl ein Ergometer für die WG als auch ein gebrauchtes, aber hochwertiges Mountainbike. Als er aus der Therapier zurückkommt, steht beides schon für ihn bereit.

Sicher nicht jedermanns Sache, aber aus Sicht des Betroffenen nachvollziehbar war Folgendes:

> Tobias C. schämt sich furchtbar für die letzten drei Jahre. Die schönsten Jahre mit seinen beiden Töchtern (jetzt sieben und neun) habe er verpasst. Er habe sie quasi nicht aufwachsen sehen. Weil er fast seine gesamte Zeit in ein Onlinerollenspiel gesteckt hat. So etwas soll ihm nie wieder passieren. Zwar kann er die verlorene Zeit nicht wiederbringen. Die nächsten Entwicklungsjahre seiner Töchter möchte er aber auf keinen Fall versäumen. Deshalb hat er sich bei einem Tattoo-Studio erkundigt, wie viel es kostet, sich die Namen seiner beiden Töchter auf die Arme zu tätowieren. Für genau dieses Geld verkauft er seinen Account, der laut seinen Angaben wesentlich mehr wert ist. Für direkt nach der Therapie hat er schon einen Termin zum Tätowieren ausgemacht.

Sie sehen, die Ideen für ein Abschiedsritual und deren Durchführung können sehr unterschiedlich sein. Und manchmal funktioniert es auch nicht so, wie Sie es sich vorstellen.

> Michelle hat vor vier Jahren begonnen, ein Onlinerollenspiel zu spielen. Nach einer Zeit des Ausprobierens hat sie sich auf eine »Blutelfe« festgelegt, die sie nun schon über drei Jahre begleitet und ihr sehr ans Herz gewachsen ist. Als das Spielen derart überhandnimmt, dass sie aufgrund von Fehlzeiten ihren Ausbildungsplatz verliert, entschließt sie sich schweren Herzens, kurz vor Antritt der Therapie ihren Account zu verkaufen. In der Therapie fällt auf, dass Michelle oft mit den Gedanken woanders ist. Auf mehrfache Rückfrage gibt sie schließlich an, ständig darüber nachzudenken, was »ihr Schurke« wohl derzeit macht. Im »Arsenal«, einer Forumsseite, kann sie auch tatsächlich verfolgen, welche Erfolge ihr Charakter, von jemand anderem gesteuert, jetzt erzielt. Dies ist für sie alles andere als ein gelungener Abschluss. Es scheint ihr unmöglich, sich gedanklich mit ihrer Zukunft zu beschäftigen. Mit Michelle gemeinsam wird darüber nachgedacht, was nun ersatzweise ein gutes Abschiedsritual sein könnte. Nach einigem Überlegen beschließt sie, ihren Charakter zu zeichnen. Ungefähr zwanzig Anläufe nimmt sie, bis sie mit ihrer Zeichnung zufrieden ist. Dann geht sie mit ihren Mitpatienten auf den Grillplatz und verbrennt die Zeichnung in einem Lagerfeuer. Dazu hält sie eine kleine »Geleitrede«. Dabei fließen die Tränen haltlos. In der Folge kann sie sich aber deutlich bes-

ser auf die Therapie konzentrieren, und sie kann es auch besser unterlassen, ihrem Charakter weiter »nachzustöbern«.

Ähnliches haben wir nicht nur einmal beobachtet. Der Verkauf eines Accounts ist oft nur ein inkompletter Abschied. Deswegen rate ich eher davon ab. Löschen Sie ihn lieber komplett.

Kennen Sie »Herolymp«? Sehen Sie sich die Seite im Internet einmal an. Hier kann man virtuelle Grabsteine für seine Charaktere erstellen mit dazu passenden Texten. Diese sind teilweise sehr bewegend, und der eine oder andere von Ihnen wird sich in diesen Zeilen wiedererkennen. Vielleicht wäre es ja auch was für Sie, dort Ihren Abschied zu zelebrieren.

Marvin ist der Weltranglistendritte beim Gamerscore der Xbox. Oder er war es zumindest. Denn alleine dadurch, dass er sich zu uns in Therapie begeben hat, verliert er diese Position ganz schnell. 1000 Punkte kann man in einem Spiel machen. Dazu muss man es nicht ganz durchspielen, sondern im Spiel gewisse Aufgaben bewältigen. Teilweise hat er am Tag mehrere Spiele so »bearbeitet«. Der Zeitaufwand ist immens. Die entsprechenden Kosten pro Spiel sind hoch, er hat sich hierüber hoch verschuldet. Als er sich dazu entschließt, seinen Gamerscore unwiederbringlich zu löschen, bedeutet dies für ihn einerseits eine »Löschung« seiner jahrelang vollbrachten Leistungen, ohne dass irgendetwas davon zurückbleibt. Andererseits fühlt er sich damit auch von einem jahrelang andauernden ständigen Leistungsdruck befreit. Kurz darauf verkauft er seine Xbox. Der Antrieb zum Spielen ist ihm durch die Löschung des Gamerscores völlig verloren gegangen.

Sehen Sie sich noch einmal das Fallbeispiel von Hanna auf S. 81 an. Auch hierbei handelt es sich um ein Abschiedsritual. Ein ähnliches Ritual hat Jonas K. praktiziert:

Jonas K. hat über Jahre mit einem festen Stamm an Leuten über »TeamSpeak« gechattet. Begonnen hatte es mit einem gemeinsamen Onlinespiel. Mit der Zeit wurde aber das Reden über TeamSpeak wichtiger als das Spielen. Hier fand Jonas Gleichgesinnte mit ähnlichen Interessen in ganz Deutschland. Bis zu 16 Stunden am Tag war er dort aktiv, irgendwer war immer on. Die anderen konnten fast sicher sein, ihn immer anzutreffen. Alles andere vernachlässigte Jonas dafür. Als er deswegen schließlich in stationäre Therapie gehen musste, verbreitete er im Chat, dass er wegen seines Rückens in Reha müsste. In einigen Wochen sei er wieder da. In der Therapie kommt Jonas zu dem Schluss, dass er so nicht weitermachen kann. Zwar hat er Angst, seine ganzen Kontakte zu verlieren (denn andere sind ihm nicht geblieben). Noch viel weniger kann er sich aber vorstellen, nur »ein bisschen« TeamSpeak zu betreiben. Zu oft hat er dies schon versucht. Zu oft ist er damit gescheitert. Also entschließt er sich, einen klaren Schnitt zu machen. Seinen Account löschen und nie mehr im Chat auftauchen, kann er sich aber nicht vorstellen. Dies käme ihm wie ein Verrat vor. Er hat das Gefühl, andere damit zu enttäuschen, zumal er die Unwahrheit darüber gesagt hat, wo er derzeit ist. Er bereitet alles gut mit seinem Therapeuten vor. Dann führt er eine Heimfahrt durch und nimmt sich einen Mitpatienten, zu dem er ein freundschaftliches Verhältnis aufgebaut hat, zur Unterstützung mit. Zuhause geht er noch einmal zu einer Zeit in Teamspeak, von der er weiß, dass viele da sein werden. Hier »outet« er sich und verabschiedet sich »offiziell« von den anderen. Wie von ihm befürchtet, sind einige negative Rückmeldungen dabei, einige haben kein Verständnis für sein Handeln. Überraschend für ihn kommt aber auch viel Zuspruch, dass er das Richtige tue, gepaart mit Bedauern, ihn hier zu verlieren. Mit einigen tauscht er noch Handynummern aus, um so Kontakt halten zu können. Dann beendet er sein Kapitel TeamSpeak.

Eine weitere Möglichkeit ist es, einen Brief an
das Handy
den Computer
den Chatroom
das Spiel
den Spielcharakter
oder was immer passend erscheint, zu schreiben. Das kann ein Abschiedsbrief sein. Ich habe aber auch schon Liebesbriefe genauso wie Hassbriefe gelesen. Fast immer aber kamen die Schreiberinnen und Schreiber so an ihre Emotionen heran, und danach konnten sie ein Stück mehr loslassen.

Brief an den PC eines ehemaligen Patienten:

Ich habe mit dir große Abenteuer erlebt,
Kriege geführt,
gewonnen,

verloren.
Wir hatten gute Zeiten, wir hatten schlechte Zeiten.
Wir haben die ganze Welt zusammen gesehen,
unzählige Planeten bereist
und hunderte von Freunden gefunden.
Du hast mich aufgefangen und beschützt,
bei dir war ich sicher.
Aber ich sehe auch, wie du mir geschadet hast.
Vor mir stehen neue Aufgaben,
andere Abenteuer,
und diese können wir nicht gemeinsam meistern.
Diese will ich ohne dich bestreiten.
Wir werden uns noch begegnen,
ganz ohne dich geht es nicht,
aber nur noch als Bekannte,
nicht mehr als Freunde.
Danke für alles.

Bela D. hat vor zwei Jahren seine Therapie gemacht. Damals hat er lange gezögert, bis er seinen Account gelöscht hat. Den Ausschlag hat für ihn ein Brief gegeben, den er an seinen Hauptcharakter schrieb. Heute steht er voll im Leben, ist verlobt, will nächsten Monat heiraten. In einem Telefonat bittet er mich, den Abschiedsbrief doch aus der Akte herauszusuchen und ihm zuzuschicken. Er habe viele Male versucht, seiner Freundin zu erklären, was damals in ihm vorging. Dieser Brief, so ist er sicher, hat das genau ausgedrückt. Es ist ihm wichtig, ihn ihr zu zeigen.

Zum Schluss noch einmal die eindringliche Warnung: Führen Sie solche Abschlussrituale, insbesondere endgültige Löschungen, erst durch, wenn Sie stabil genug dafür sind. Am besten erst dann, wenn Sie sich schon ausreichend Gedanken über Alternativen gemacht haben. Und damit leiten wir über zum nächsten Kapitel.

Alternativen finden

Wenn Sie es schaffen, in Zukunft weniger Zeit im Internet zu verbringen, dann wird Zeit frei. Möglicherweise viel Zeit. Zeit, um all das wieder anzugehen, was vernachlässigt wurde. Zeit, die man verwenden kann, um sinnvolle Dinge zu tun. Aber nicht nur. Es geht auch darum, wieder Alternativen zu finden, die Spaß machen. Die Ihnen Kraft geben. Also:

Sie sollen nicht nur etwas weglassen, sondern Sie sollen auch etwas an diese Stelle setzen.

Sonst könnte ein Loch entstehen, das Sie entweder wieder rückfällig werden lässt oder aber Ihre Stimmung deutlich verschlechtert. Dabei ist es wichtig, nicht **eine** Aktivität durch **eine** andere Aktivität zu ersetzen. Sonst besteht wieder die Gefahr, dass Sie in ein anderes exzessives Handeln rutschen. Eine Sucht durch eine andere ersetzen? Das ist nicht unser Ziel! Ganz ehrlich: Wir werden wahrscheinlich auch nicht **die** eine Sache finden, die Ihnen all das geben kann, was Ihnen das Internet bietet (siehe hierzu auch nochmal Kapitel 2), aber wir können versuchen, mehrere Aktivitäten zu finden, um Ihr Leben auf eine breitere Basis zu stellen.

Stellen Sie sich ein Säulenmodell vor:

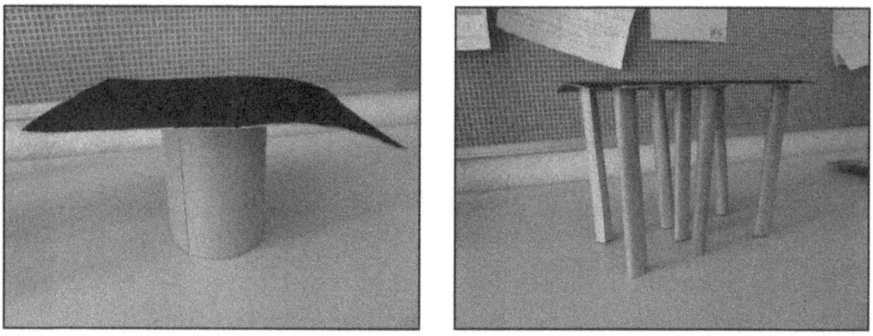

Abbildungen 14 und 15: Patientenarbeit Säulenmodell

Bisher wurde die Basis, die Grundlage, das Fundament Ihres Lebens vor allem durch eine dicke Säule gehalten. Das war das Internet. Wenn wir diese Säule jetzt dünner machen oder gar ganz verschwinden lassen, dann wird das ganze Gebilde instabil. Wenn wir diese Säule durch eine andere Säule ersetzen, besteht noch eine andere Gefahr neben der schon genannten »Suchtgefährdung«. Nehmen wir einmal den Sport: Sie merken, dass Sporttreiben Ihnen unwahrscheinlich viel gibt: Die Fitness wird gesteigert, das Körpergefühl verbessert sich. Sie fühlen sich wohler in Ihrem eigenen Körper. Von anderen kommt Anerkennung für Ihre Disziplin. Denn man sieht das Ergebnis. Ihre Stimmung wird deutlich besser. Sie sind zufrieden mit sich. Alles läuft prima. Und dann kommt der Bänderriss. Der Arzt verordnet sechs Monate Sportverbot. Weg ist die Säule. Also doch wieder zurück zum Onlineleben? Andere Alternativen stehen

Ihnen dann auf die Schnelle nicht zur Verfügung. Damit Sie diese Gefahr von vornherein umgehen, ist es grundsätzlich besser, die eine dicke Säule durch mehrere Säulen zu ersetzen. Jede einzelne Säule ist wahrscheinlich deutlich dünner als die alte. Aber wenn mal eine wegbricht, sind noch genug da, die das ganze Gebilde halten. Daran will ich im Folgenden mit Ihnen arbeiten.

Da wir ihn schon erwähnt haben: Fangen wir doch mal mit dem Sport an.

Sport

Sport ist nichts für Sie? Ich würde Sie gerne vom Gegenteil überzeugen. In Kapitel 2 haben wir so einiges über das Belohnungssystem in Spielen gehört. Bei Sport ist das recht ähnlich: Gerade am Anfang kann man mit geringem Aufwand recht schnell Erfolge verbuchen. Für Onlinesüchtige bietet sich dabei an, mit Individualsport zu beginnen, also mit einer Sportart, die man zu Hause und am besten alleine ausüben kann. Nicht wenige haben schlechte Erfahrungen im Mannschaftssport, beispielsweise in der Schule, gemacht und haben erst einmal eine Abneigung dagegen. So mancher wurde gehänselt, zum Beispiel, weil er übergewichtig war oder sich nicht geschickt angestellt hat. Die Gefahr besteht beim Individualsport nicht, hier sind Sie nur sich selbst Rechenschaft schuldig. Natürlich könnten Sie jetzt zu einem anderen Ratgeber greifen und sich dort schlau machen, wie man fit wird. Das können Sie natürlich gerne tun, es ist aber gerade am Anfang gar nicht nötig. Es gilt: Alles an Bewegung zählt. Unsere Patienten in der Klinik beispielsweise merken, dass sie alleine durch das Gehen in den langen Fluren und das Treppensteigen fitter werden. Kommen sie am ersten Tag nur schwer atmend zu ihrem Zimmer, wird das nach wenigen Tagen schon deutlich besser.

Ein paar Vorschläge zum Reinkommen:

Spazierengehen: Am Anfang nur eine Runde um den Block und dann ausdehnen, langfristig bis hin zu Wanderungen vielleicht. Das hat daneben noch den Vorteil, dass Sie ein bisschen rauskommen, frische Luft schnappen, vielleicht mal wieder Sonnenstrahlen auf der Haut spüren. Paradoxerweise geben viele Onlinesüchtige bei uns an, naturverbunden zu sein, auch wenn sie die letzten Jahre mit heruntergelassenen Läden in der Wohnung verbracht haben. Aus Spazierengehen kann mit der Zeit auch ganz leicht **Walken** werden, als strammeres Spazierengehen oder auch mit Stöcken (»Nordic Walking«).

Ein paar **einfache Übungen** machen: Von Liegestützen über Kniebeugen bis hin zu Übungen zur Kräftigung der Rückenmuskulatur: Diese Übungen sind schnell und einfach ohne irgendwelche Geräte auszuüben, und Erfolge kommen zügig. Am ersten Tag klappt vielleicht nur ein Liegestütz, innerhalb weniger Tage werden es aber mehr und mehr. Sie wollen einen bestimmten Bereich besonders trainieren? Einfach mal das bisherige problematische Medium sinnvoll nutzen und Übungen dazu googlen.

Fahrrad/Ergometer fahren: Eine einfache Art, langsam Kondition aufzubauen, ist Ergometer fahren. Einmal angeschafft, steht es immer bereit, der Zugang ist genauso einfach wie zum Internet. Wind und Wetter können einem da egal sein, und erschwinglich sind die Geräte inzwischen auch, selbst die Discounter haben regelmäßig welche im Angebot. Schöner sind natürlich »echte« Fahrradtouren mit allem, was dazu gehört: Natur, frische Luft, vielleicht ein Picknick (auf dem Naturerlebnis werde ich aus gutem Grund noch mehrfach herumreiten).

Thomas hat seit Jahren keinen Sport mehr gemacht, sein Lebensinhalt war der Computer. Die meiste Zeit hat auf der Jagd nach Informationen zum Klimaschutz verbracht, die Natur liegt ihm sehr am Herzen. In einschlägigen Foren hat er sich mit anderen »Experten« ausgetauscht, auch selbst Foren als Administrator betreut und so Stunde um Stunde verbracht. Vieles andere ist dafür in seinem Leben den Bach hinuntergegangen, er muss sich auf sanften Druck seines Umfelds in stationäre Therapie begeben. In der Therapie stellt er erst einmal überrascht fest, dass ihm das Internet überhaupt nicht fehlt, im Gegenteil, die Auszeit von dem ständigen Druck, immer auf dem Laufenden zu sein, immer erreichbar und für die Foren verantwortlich zu sein, tut ihm gut. Besonders gut tut ihm die körperliche Bewegung, allen voran das Ergometerfahren. Er erinnert sich daran, früher gerne und viel Mountainbike gefahren zu sein. Auf einer Heimfahrt macht er sein seit Jahren im Keller stehendes Mountainbike wieder funktionstüchtig und holt bei seinen Eltern ein Ergometer ab, das diese nicht mehr nutzen und ihm kostenlos überlassen. Beides wartet vor Ort auf ihn, als er schließlich aus der Therapie zurückkehrt. Ein Jahr später auf dem Patientenehemaligentreffen berichtet er begeistert, dass er inzwischen Mountainbiking wieder zu seinem Hobby gemacht hat, sogar ein lukrativer

Nebenjob (geführte Touristentouren) ist daraus entstanden. Insgesamt läuft es in seinem Leben wieder viel besser. Die Verantwortung für die Internetforen zum Thema Klimaschutz hat er abgegeben und sich völlig daraus zurückgezogen. Stattdessen hat er begonnen, sich ehrenamtlich bei Greenpeace einzubringen.

So einfach ist es natürlich nicht immer, aber der Vorteil von sportlicher Betätigung liegt auf der Hand: Verbesserung von Fitness und Körpergefühl und der Aufbau von Selbstwertgefühl kann ein wichtiger und großer Schritt in die richtige Richtung sein!

Joggen ist sicher nicht jedermanns Sache. Bestechend ist aber, dass man kaum etwas dafür braucht, außer einem Paar Laufschuhe. Und auch hier ist verblüffend, wie schnell sich Erfolge einstellen und die Kondition besser wird. Wichtig ist, langsam anzufangen. Tipps zum Einstieg? Das Internet hat viele hilfreiche Tipps parat. Am schwierigsten ist und bleibt es, den inneren Schweinehund zu überwinden.

Exkurs: Der innere Schweinehund

Dass Aktivitäten, insbesondere sportliche, Ihnen gut tun würden, steht außer Frage. Schwierig aber ist es, den inneren Schweinehund zu überwinden, um überhaupt anzufangen. Und, einmal angefangen, auch konsequent dranzubleiben. Was schon vielen unserer Patienten geholfen hat, war, dem inneren Schweinehund ein Gesicht, eine Gestalt zu geben. Klingt erst mal schräg, ich weiß, aber versuchen Sie es doch mal. Nehmen Sie sich ein Blatt und einen Stift und malen Sie Ihren inneren Schweinehund auf. Sehen Sie Ihn sich genau an, beschäftigen Sie sich mit Ihrem Gegner. Hängen Sie ihn an die Pinnwand, oder noch besser, über Ihren Rechner. Machen Sie ein Foto davon, und machen Sie es zu Ihrem Hintergrundbild auf dem Handy. Sie können ihm sowieso nicht aus dem Weg gehen, allzu oft hält er Sie von Wichtigem und Schönem ab. Also machen Sie ihn sichtbar, machen Sie ihn sich bewusst und allgegenwärtig. Und dann arbeiten Sie daran, ihn schrumpfen zu lassen. Jedes Mal, wenn Sie es schaffen, sich aufzuraffen, wird er kleiner. Lassen Sie sich doch einfach mal darauf ein.

Jonas hat schon immer große Schwierigkeiten, sich aufzuraffen. Was zu Hause schon seit Jahren so ist, setzt sich auch in der Therapie fort. Er nimmt sich vor, schwimmen zu gehen, endlich einmal seine

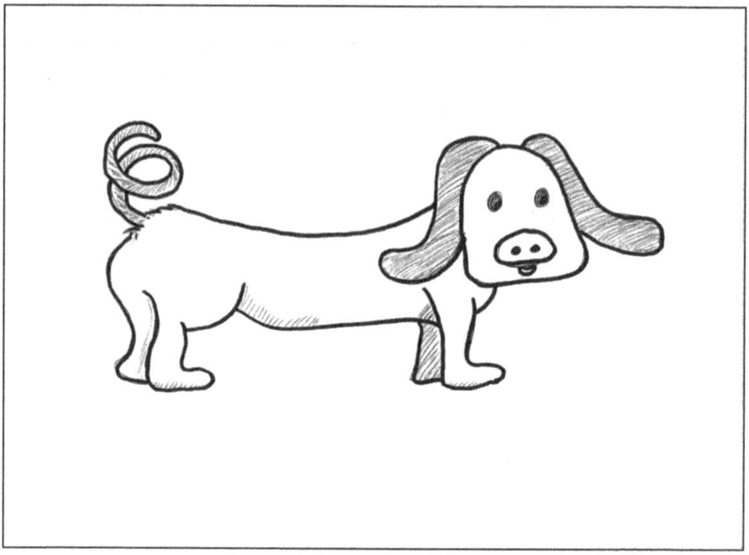

Abbildung 16: Der Schweinehund

Post zu sortieren und vieles mehr. Umsetzen? Erst mal Fehlanzeige. Es bleibt bei dem Vorsatz. Der innere Schweinehund ist einfach zu groß. Von seinem Therapeuten bekommt er die Anregung, seinen Schweinehund einmal zu zeichnen. Zuerst findet er die Idee ziemlich seltsam, aber in der Ergotherapie fällt es ihm sowieso schwer, etwas für sich zu finden, also lässt er sich darauf ein und zeichnet einfach mal darauf los. Es wird ein riesiges Tier, ein Dobermann von unglaublichen Ausmaßen. Sich selbst malt er ganz klein daneben, eine winzige Figur, die keine Chance hat, an dem Monster vorbeizukommen. Er hängt sich das Bild an die Wand im Zimmer und sieht ihn so immer vor sich. Wiederholt nimmt er sich in den nächsten Tagen etwas vor, setzt es aber nicht um. Dann wandert sein Blick immer wieder zu dem Bild an der Wand. Irgendwann ist er furchtbar genervt, dass er sich sein Verhalten von so einem Untier bestimmen lässt, also nimmt er alles zusammen und geht – wütend – schwimmen. Danach geht es ihm deutlich besser. Als er ins Zimmer kommt und den Schweinehund sieht, muss er grinsen – und macht sich einen Spaß daraus, ein neues Bild zu malen, bei dem die winzige Figur zwischen den Beinen des Riesendobermanns durchwitscht. Dieses Bild hängt er neben das erste, und wann immer sein Blick darauf fällt, muss er lächeln. Und tatsächlich gelingt es ihm in den nächsten Tagen häufiger, sich zu überwinden. Er zeichnet den Dobermann kleiner, sich selbst größer, wie er vorbeigeht oder gar einen großen Schritt darüber macht. Aus dem Dobermann wird ein Labrador, aus dem Labrador ein Pudel, später ein Dackel. Am Ende seines Aufenthalts ist aus dem riesigen Schweinehund ein Zwergpinscher geworden. Bei seinem Mitpatienten und ihm hat sich eine politisch äußerst unkorrekte, aber sehr anschauliche Redewendung eingebürgert. Wenn es ihnen schwer fällt, in die Gänge zu kommen und etwas anzufangen, sagen sie: »Wir müssen noch den Pinscher kicken«, grinsen und – legen los.

Sie müssen dafür nicht so gut zeichnen können, wie der Patient oben, der die verschiedenen Hunderassen wirklich gut hinbekam. Lassen Sie das Riesenmonster mit der Zeit einfach kleiner werden!

Schwimmen: Ein Schwimmbad hat fast jeder in erreichbarer Nähe, zu Fuß, mit öffentlichen Verkehrsmitteln oder mit dem Rad. Schwimmen ist gelenkschonend, gerade bei Übergewicht damit auch geeignet. Und gut für die Rückenmuskulatur ist es auch noch. Schwierigkeit? Möglicherweise Scham, wenn Sie mit Ihrer Figur unzufrieden sind. Aber das wird sich mit zunehmendem Training verändern. Wenn Sie der Schweinehund abhalten will, dann hilft nur: Kicken Sie den Pinscher!

Kraftsport: Melden Sie sich in einem Fitnessstudio an. Durch das bereits bezahlte Geld des Mitgliedsbeitrags schaffen Sie Verbindlichkeit. Vorteilhaft ist auch, dass Sie eine Anleitung bekommen. Und vielleicht lernen Sie ja sogar neue Leute kennen.

Platz für eigene Ideen:

____

____

____

____

____

Wie gesagt, für den Anfang sind solche Individualsportarten sehr geeignet. Den Körper haben fast alle Onlinesüchtigen stark vernachlässigt. So verbessert sich das Körpergefühl recht schnell. Und damit auch der Selbstwert. Nachteil? Der entsteht aus einem der Vorteile: Sie können all das oben Aufgeführte alleine machen. Oder: Sie müssen all das oben Aufgeführte alleine machen. Und alleine fällt es erwiesenermaßen schwerer, den Schweinehund zu besiegen. Was also tun? Eine Möglichkeit sind »Selbstverpflichtungen«. Am besten möglichst konkret, etwa »immer dienstags und donnerstags von 17.30 bis 18.00 Uhr«. Oder einen verbindlichen Tagesplan erstellen. Problem dabei ist, dass die Kontrollinstanz nur Sie selbst sind. Besser: Verpflichtungen eingehen! Ist die Jahreskarte fürs Schwimmbad gekauft, ist die Wahrscheinlichkeit viel höher, dass Sie auch hingehen, denn das Geld ist ja schon investiert. Ist der Vertrag mit dem Fitnessstudio geschlossen, ist der Druck, hinzugehen, deutlich höher. Noch besser? Verabreden. Müssen Sie diese Aktivitäten wirklich alleine machen? Nein, müssen Sie nicht. Vielleicht gibt es diesen einen Freund oder Bekannten, dem es auch gut tun würde. Und wenn der erst einmal vor Ihrer Tür steht, um Sie abzuholen, fällt das Neinsagen doch deutlich schwerer. Der Schweinehund wird kleiner. Fürs Joggen gibt es auch in Ihrer Region Lauftreffs. Wie Sie die finden? Dreimal dürfen Sie raten! Im Internet natürlich. Auch ein Anruf bei der Krankenkasse kann sich lohnen. Es gibt viele Programme, mit der die Kasse sportliche Aktivität oder Abnehmprogramme unterstützt. Fragen kostet nichts. Unterstützen Sie sich mit solchen Krücken bei der Selbstverpflichtung. Seien Sie kreativ. Und dass Sie kreativ sind, da bin ich mir ganz sicher! Denn das waren bisher alle Onlinesüchtigen, die ich getroffen habe. Und das waren eine ganze Menge.

Eine Krücke kann auch die Mitgliedschaft in Vereinen sein. So haben beispielsweise viele unserer Patienten die Idee, eine Kampfsportart zu machen. Aber auch Tischtennis ist für einige ein Einstieg in den Mannschaftssport, den sie sich vorstellen können. Wie oben geschildert, kann Mannschaftssport negativ belegt sein durch schlechte Erfahrungen in der Vergangenheit. Aber wenn Sie sich eine Hobbymannschaft suchen, dann ist die Gefahr recht gering, hier die schlechten Erfahrungen von früher zu wiederholen. Und der Vorteil? Das Gemeinschaftsgefühl. Und die Möglichkeit, in der realen Welt wieder Kontakte zu knüpfen. So wird vielleicht das gemeinsame Bier nach dem Sport mindestens genauso wichtig wie die körperliche Betätigung.

Kontakte knüpfen

Niemand stellt sich mitten auf die Straße und ruft:

> Ich brauche neue Freunde.

Also: Wie baut man sich einen neuen Bekanntenkreis auf? Onlinesüchtige haben dabei in der Regel zwei Probleme:

Erstens haben sie die meisten ihrer zuvor bestehenden Kontakte verloren. Am Anfang haben sich die Freunde noch gemeldet, haben sie zu gemeinsamen Unternehmungen eingeladen. Sie haben ihre Freunde vertröstet, denn sie hatten etwas anderes zu tun. Sie mussten online sein. Irgendwann haben sie auf die Kontaktversuche kaum noch reagiert. Irgendwann haben die Kontaktversuche aufgehört. Den meisten Onlinesüchtigen ist dies furchtbar peinlich. Sie trauen sich nicht mehr, die alten Kontakte wieder aufzunehmen. Sie befürchten eine Antwort wie diese: »Jetzt brauchst du dich auch nicht mehr melden, du Arsch!« In der Therapie versuchen wir, unsere Patienten zu motivieren, einen Versuch zu wagen. Überwinden Sie ihre Angst!

Nehmen Sie wieder Kontakt auf!

Was haben Sie zu verlieren? Im schlimmsten Fall tritt die Reaktion ein, die Sie befürchten. Dann bleibt ein verlorener Freund ein verlorener Freund. Aber Sie haben so viel zu gewinnen. Meine Erfahrung? Die andere Seite reagiert mit Neugier, und oft auch mit Verständnis, spätestens nachdem Sie die Gründe erklärt haben. Die häufigste Reaktion ist ungefähr so:

> Mann, wo hast du so lange gesteckt? Wir haben dich vermisst!

Und noch jeder, der den Versuch gewagt hat, ist mit einem oder mehreren wiederbelebten Kontakten nach Hause gegangen. Und meist auch schon mit konkreten Einladungen und Verabredungen.

Keine Telefonnummern mehr? Das dürfte kein Problem sein, eine Kontaktadresse lässt sich doch finden. Oder? Und wieder will ich betonen: Es geht hier nicht darum, dass Internet zu verteufeln. Nutzen Sie es »gut«. Lernen Sie, es hilfreich für Ihr Real Life einzusetzen. Benutzen Sie beispielsweise soziale Netzwerke, um alte Freunde wiederzufinden. Trauen Sie sich!

Das zweite Problem: Onlinesüchtige haben oft generelle Probleme, neue Kontakte zu knüpfen. Auf fremde Leute zuzugehen, fällt ihnen extrem schwer. Durchaus auch, weil sie in der Vergangenheit schlechte Erfahrungen gemacht haben. Oft aber auch, weil sie die schlechten Erfahrungen einfach nur befürchten. Wie in Kapitel 2 ausführlich beschrieben, ist dies auch häufig einer der Gründe, die zur Onlinesucht führen.

Schauen wir uns doch einmal an, wie Sie das im Internet gemacht haben. Haben Sie ganz wahllos irgendwelche Leute angesprochen? Oder gab es einen gemeinsamen Aufhänger? Ein gemeinsames Interesse, das Sie in den gleichen Chat geführt hat? Ein gemeinsames Spiel, über das Sie viel geredet haben? Mit der Zeit kamen aber ganz alltägliche Themen dazu? In realen Bezügen funktioniert das nicht anders. Es braucht zu Beginn ein allgemeines oder gemeinsames Thema, und dann kommt man ins Gespräch. Damit man sich überhaupt begegnet, sind ein gemeinsames Interesse und eine gemeinsame Aktivität gut. Wo findet man so etwas? Sportvereine, Lauftreffs, Schachclub, Spielrunden, Volkshochschule, Ehrenamtsbörse … Sie dürfen die Liste beliebig verlängern. Die eine oder andere Anregung aus diesem Buch spricht Sie bestimmt an. Das Internet kann helfen, ein Angebot in Ihrer Nähe zu finden, wo Sie mit Menschen in Kontakt kommen.

Die Fähigkeit, ein Gespräch zu beginnen und aufrecht zu erhalten, haben Sie!

Das haben Sie online schon bewiesen. Jetzt geht es um die Umsetzung im Real Life!

Natur

» Eigentlich bin ich sehr naturverbunden.

Früher war ich ganz viel draußen.

Die letzte Zeit habe ich nur in meinem Zimmer mit heruntergelassenen Läden verbracht, damit sich die Sonne nicht auf dem Bildschirm spiegelte. «

Diese Sätze kann ich gar keinem bestimmten Namen mehr zuordnen, so oft habe ich sie gehört. Klingt erst einmal paradox, oder?

Naturverbunden? Diese blassen Onlinefreaks? Aber es ist tatsächlich kein Widerspruch. Vor der exzessiven Onlinezeit waren viele unsere Patienten gerne und oft draußen. Und in den Onlinespielen genießen es viele sehr, durch die offenen Landschaften zu streifen. Von den eisbedeckten Bergen über die weiten Steppen zum Sandstrand am Meer. Sie genießen das virtuelle Naturerlebnis. Virtuelles Naturerlebnis? Wenn man sich diese zwei Wörter genauer ansieht, dann wird eines klar: Hier haben wir doch einen eindeutigen Widerspruch! Und deswegen will ich Sie wieder oder erstmals für die echte Natur begeistern. Für das reale Naturerlebnis!

Denken Sie noch einmal an das Zitat mit der »scheißgeilen Grafik, dieses Real Life«. Damit Sie so ein Schlüsselerlebnis machen können, brauchen wir eine Grundvoraussetzung: Wir müssen Sie nach draußen bekommen! Kann ich Sie für Spaziergänge über weite Felder und Waldwanderungen begeistern? Toll, wenn es so wäre! Ich befürchte aber, um für den Anfang mal einen Fuß in die Tür (oder aus der Tür heraus) zu bekommen, muss ich den Anreiz etwas erhöhen. Und da habe ich eine Idee:

Wissen Sie, was **Geocaching** ist? Im Prinzip ist das eine Schnitzeljagd mit GPS-Gerät. Optimal als Einstieg ins Naturerlebnis für Onlinesüchtige! Es verbindet Interesse an Technik (bringen Betroffene normalerweise mit) mit Spaß am Rätsel und Aufgabenlösen (bringen Betroffene ebenfalls mit, »quests« im Gamerslang). Der Einstieg ist leicht. Einfach eine App aufs Smartphone laden, registrieren, im Internet über die Regeln informieren (besonders über den »Cacher-Codex«) und schon können Sie loslegen.

» Mich hat es an früher erinnert, an schöne Kindheitstage.

Ich hatte Spaß, und ich hab Bock auf mehr.

Ich werde das bei mir zu Hause auch weitermachen. «

Dies sind Kommentare von Patienten, nachdem wir mit Ihnen Geocachen waren.

Am Anfang sind einige sicher nur schwer zu überzeugen, sich nach »da draußen« zu begeben. So habe ich einmal lange mit einem Patienten (David) gestritten, welcher Sonnenuntergang nun schöner ist. Der echte oder der in »Herr der Ringe Online«. Es blieb sehr lange bei einem theoretischen Schlagabtausch. Überzeugen kann man aber nur nachhaltig durch Erleben. Das Fühlen der Sonnenstrahlen auf der Haut. Der Geruch im Wald nach einem Sommerregen. Die Realität hat so viel mehr zu bieten als die Simulation. Das hat auch David irgendwann erkannt, auch wenn es ein bisschen gedauert hat.

E-Mail eines ehemaligen Patienten

Nach langer Zeit melde ich mich mal wieder. Sicher erinnerst du dich noch, wie wir diskutiert haben, ob der Sonnenuntergang in World of Warcraft schöner ist als in der realen Welt …
Fantasy ist immer noch mein Hobby. Neben dem Lesen habe ich nun auch sogenannte LARPS für mich entdeckt. Wie im Spiel bin ich auch hier ein Nachtelf, und doch ist es ganz anders. Inzwischen habe ich hierüber viele neue Freunde gefunden.

Also raus mit Ihnen!

Ein paar Alternativen zum Geocaching:

David spricht oben eine Alternative an: Sogenannte LARPs. Steht für Live Action Role Playing. Übersetzt: Schlüpfen Sie in eine andere Rolle! Ziehen Sie sich ein Fantasy-Gewand an und rennen Sie mit vielen anderen Verrückten durch den Wald. Dies vereint den Spaß an Fantasywelten mit Abenteuer, Naturerlebnis und dem Kennerlernen von realen Personen. Denn am Schluss zieht man die Gewänder wieder aus und geht noch gemeinsam was trinken, um über das Erlebte zu reden. Und so kommt man auch über ganz andere Themen ins Gespräch (erinnern Sie sich: Kontakte knüpfen!).

Laut Wikipedia gibt es in Deutschland fünfhundert bis sechshundert ausgeschriebene LARPs im Jahr. Da ist sicher auch eine Veranstaltung in Ihrer Nähe dabei.

Gute Erfahrungen in der Klinik haben wir mit Steinbildhauerei gemacht. Der Stein bietet teilweise ziemlich harten Widerstand. Gut, um sich und seinen Körper wieder zu erleben, zu spüren. Und gerade bei den Grobarbeiten am Anfang kann man auch mal gut Frust loswerden. Für den Einstieg ist sicher ein Volkshochschulkurs oder Ähnliches nicht schlecht. Ich bin sicher, das Internet hilft Ihnen, ein Angebot in Ihrer Nähe zu finden.

Manche Kliniken schwören auf Bogenschießen. Neben dem Naturerlebnis ist dies oft noch mit Themen wie Konzentration, Ruhe, teilweise fast Meditation verbunden. Alles Themen, die einem Onlinesüchtigen guttun können. Auch hierzu gibt es sicher einen Verein in Ihrer Nähe.

Und damit schlagen wir einen Bogen zum nächsten Thema:

Alte Hobbys reaktivieren, neue Hobbys gewinnen

Gibt es nicht Hobbys aus Ihrer Vergangenheit, die Ihnen immer viel Spaß gemacht haben, die Sie aber wegen des exzessiven Internetgebrauchs vernachlässigt, schließlich ganz aufgegeben haben?

Gibt es nicht Dinge, die Sie schon immer einmal tun wollten?

Wenn Sie ein bisschen nachdenken, fällt Ihnen bestimmt etwas ein. Zur Unterstützung ein paar Vorschläge, die auf den Erfahrungen mit unseren Patienten beruhen:

Malen und Zeichnen: Viele unserer Patienten zeigen sowohl ein überdurchschnittliches Talent als auch viel Spaß am Zeichnen. Allerdings erst, wenn man sie in der Ergotherapie fast »zwingt«, sich damit zu beschäftigen. Also wagen Sie sich an das Thema ran. Es gibt viele gute Bücher, um einen Einstieg zu finden. Dabei können Sie vielleicht noch ein Interesse für Fantasy oder auch Mangas (mögen auch viele unserer Patienten) ausleben. Es eignet sich so etwas wie »Manga zeichnen leicht gemacht« für den Anfang, dann können Sie Ihrer Kreativität freien Lauf lassen.

Wissen Sie was **Kalligrafie** ist? Das hätte ich anfangs gar nicht gedacht: Aber viele Betroffene in unserer Klinik finden hierin eine Leidenschaft. Es handelt sich dabei um eine besondere Art des Schönschreibens mit besonderen Schriftbildern. Sie können so eigene toll aussehende Texte entwerfen. Zu Beginn muss man sich ein bisschen Ausrüstung wie zum Beispiel eine Kalligrafiefeder zulegen. Außerdem braucht es am Anfang Geduld und Ausdauer beim Üben. Beides wird sehr gut geschult dabei, was einen sehr schönen Nebeneffekt darstellt.

Um zu sehen, ob ich den Begriff richtig erkläre, habe ich gerade mal gegoogelt – und sofort massenweise Anleitungen »Kalligrafie lernen« gefunden. In schriftlicher Form wie auch Lernvideos. Also los!

Puzzeln/Rätseln/Sudokus: Ich weiß nicht, wie oft ich schon bewundernd vor Puzzeln mit über 1000 Teilen stand, die unsere Patienten gemacht haben: Dies schult wiederum Aufmerksamkeit, Konzentration, Durchhaltevermögen, und ein Erfolg kommt am Schluss auch dabei raus. Ähnliches gilt für Sudokus oder Rätsel machen.

Musik: Musik hört fast jeder gerne, auch wenn der Musikgeschmack dabei sehr unterschiedlich ist. Aber geht es Ihnen nicht auch so, dass das Hören guter Musik Ihnen Kraft gibt? Großartig ist natürlich auch, wenn Sie selbst musizieren. Haben Sie früher mal ein Instrument gespielt, es aber aufgrund der Onlinesucht oder aus anderen Gründen schon lange nicht mehr getan? Holen Sie Ihr Instrument wieder raus! Oder fangen Sie an, ein Instrument zu lernen. So manche unserer Patienten haben bei uns skeptisch die Gitarre wieder rausgeholt und mit der Zeit (und zwar ziemlich schnell) gemerkt, wie viel ihnen das geben kann. Und schon haben auch andere Interesse daran gezeigt, sich ein paar Griffe zeigen lassen ... und dann mit 30 beschlossen, ein Instrument zu lernen. Hoch angstbesetzt, aber fast immer am Ende als äußerst positiv bewertet bei unseren Patienten: die Teilnahme am Chor. Singen kann jeder! Wenn Sie männlich sind, wird man Sie sowieso in jedem Chor herzlich willkommen heißen, an Männern mangelt es fast immer. Und wir können an unseren Patienten beobachten, wie gut ihnen das tut. Das Musizieren, die Gemeinschaft, der Zugewinn an Selbstvertrauen. Gehen Sie in einen Chor und lernen Sie hierüber nette Leute kennen.

Spieletreffs: Sie spielen gerne? Brettspiele? Sammelkartenspiele? Schach? Bestimmt gibt es in Ihrer Nähe Spieletreffs. Oft finden diese in Geschäften, die die Spiele auch verkaufen, statt, oder es gibt dort ein schwarzes Brett. Hier finden Sie Kontakt zu Gleichgesinnten und so auch wieder Bekannte im Real Life.

Gesellschaftsspiele wären auch eine Möglichkeit, um alte Bekannte mal wieder einzuladen. So können Sie der Befürchtung, dass man sich nach der langen Zeit nichts mehr zu sagen hat, etwas entgegensetzen. Sie sehen, die Überschneidungen dieses Kapitels mit dem Kapitel »Kontakte knüpfen« sind groß.

Ein Haustier anschaffen: Ein Hund beispielsweise wird Ihnen automatisch Bewegung verschaffen. Haustiere können auch Nähe geben. So kann es Ihnen gelingen, wieder mehr Ihre Emotionen auszuleben. Haustiere können dazu beitragen, dass Sie mit anderen Haustierbesitzern, beispielsweise beim »Gassi gehen«, ins Gespräch kommen. Haustiere können dafür sorgen, dass Sie wieder beginnen, Verantwortung für etwas zu übernehmen. Wenn Ihnen diese Verantwortung im Moment noch zu viel ist, dann gehen Sie doch beispielsweise mal ins Tierheim und fragen dort, ob Sie helfen können. Gerade zum Ausführen von Hunden wird dort fast immer Hilfe gebraucht. So könnten Sie eine langsame Annäherung an die Verantwortung im Rahmen eines Ehrenamts versuchen.

Überhaupt: **Ehrenamt:** Oft tut uns das Gefühl gut, etwas »Sinnvolles« zu tun. Für unseren Selbstwert ist das eine feine Sache. Und tatsächlich ist »Gutes tun« ja auch eine schöne Sache.

Also: Engagieren Sie sich doch in einem Ehrenamt!

Eine Ehrenamtsbörse gibt es fast in jeder Stadt oder in jedem Kreis. Ob im Tierheim mit Hunden spazieren gehen, Senioren oder Flüchtlinge unterstützen. Bestimmt ist auch etwas für Sie dabei.

Kochen: Kochen kann jeder! Kochen vereint viele positive Aspekte. Es macht Spaß. Man sieht (und schmeckt) das Ergebnis seiner Bemühungen zeitnah. Die Ernährung wird wieder besser (im Gegensatz zum Fast Food vorher). Man kann Leute (Familie, Bekannte) zum Kochen einladen und es so gesellig machen. Kaufen Sie sich ein Kochbuch. Oder holen Sie sich die Rezepte aus dem Internet. Gerade für Anfänger gibt es hier eine Menge Tipps und leichte Rezepte.

Eine Selbsthilfegruppe besuchen: In der Therapie haben wir die Erfahrung gemacht: Onlinesüchtigen tut es unheimlich gut, sich mit Onlinesüchtigen auszutauschen! In einer spezifischen Selbsthilfegruppe finden Sie Menschen, die Ähnliches wie Sie durchgemacht haben, die Sie verstehen können. Hieraus können sich richtige Freundschaften entwickeln. Leider sind Selbsthilfegruppen für Onlinesüchtige noch rar gesät, in mehreren Ballungszentren gibt es aber inzwischen welche. Und vielleicht wäre es ja eine Idee, selbst eine zu gründen? Es wäre auf jeden Fall eine sinnvolle Aufgabe, mit der Sie sich und anderen helfen würden. Unterstützung bei der Gründung kann man beispielsweise durch die in jedem Kreis vorhandenen Suchtberatungsstellen erfahren. Einige nützliche Adressen finden Sie im Anhang, wie immer hilft ansonsten aber das Internet beim Finden einer geeigneten Stelle.

…

Ergänzen Sie die Liste gerne um eigene Punkte. Sie müssen das Rad aber nicht neu erfinden. Sie können auf Altbewährtes zurückgreifen. Kramen Sie in Ihrer Erinnerungsschublade. Oder fügen Sie Dinge hinzu, die Sie schon immer einmal machen wollten. Wenn nicht jetzt, wann dann?

Konkrete Planung

Ich bin ein großer Freund von »Selbstverpflichtungen«.

Ohne Selbstverpflichtungen hat ein Ratgeber zur Selbsthilfe nicht viel Sinn!

Bisher haben Sie eine Menge Anregungen für alternative Beschäftigungsmöglichkeiten bekommen. Dabei geht es nicht um Ablenkung und Zeit totschlagen, sondern vor allem um Aktivitäten, die Ihnen Spaß machen. Die Ihnen Kraft geben.

Jetzt geht es um die konkrete Planung. Dafür schlage ich Ihnen folgendes Vorgehen vor:

▶ *Erstellen Sie Listen!*

Eine Liste für Dinge, die Ihnen Spaß machen und kurzfristig umgesetzt werden können.

Eine andere Liste für Dinge, die Spaß machen und Ihnen einen Sinn geben könnten, die erst längerfristig realisierbar sind.

Diese Unterteilung ist deswegen sinnvoll: Wenn nur Dinge wie Pilotenschein machen, nach Japan reisen und ein eigenes Haus bauen auf Ihrem Blatt stehen, dann hilft Ihnen das jetzt ungefähr … gar nichts. Na ja, nicht ganz, denn immerhin gibt es dann wieder Ziele für Ihr Real Life. Die Verwirklichung dieser Ziele liegt aber in weiter Ferne.

Also: Unterteilen Sie nach Dingen, die Sie kurzfristig angehen können, und langfristigen Planungen.

Ein typischer Dialog aus der Therapie:

Patient: »Früher hat mir schwimmen riesigen Spaß gemacht. Wenn ich zu Hause bin, will ich unbedingt wieder schwimmen gehen.«

Therapeut: »Sehr gute Idee. Wie weit ist das nächste Schwimmbad entfernt von deinem zu Hause?«

Patient: »Äh, keine Ahnung …«

Therapeut: »Du weißt gar nicht, wo das nächste Schwimmbad ist?«

Patient: »Nein, ich bin da erst vor drei Jahren hingezogen, ich war ja kaum draußen.«

Therapeut: »Dann weißt du also auch nicht, wie realistisch das mit dem Umsetzen dieses Plans ist? Ob ein Schwimmbad in der Nähe ist, wie die Verkehrsverbindungen sind und so was?«

Patient: »Äh, nö.«

Therapeut: »Wie wäre es, wenn du dich mal schlaumachst?«

Patient: »Joah, das könnte man mal machen.«

Therapeut: »Und dir bei der Gelegenheit auch gleich eine Dauerkarte besorgst?« ACHTUNG: Selbstverpflichtung mit finanzieller Vorlage!

Patient: »Mmh ...«

Therapeut: »Sag mal, wir haben doch hier im Haus ein Schwimmbad. Wie oft warst du denn schon hier schwimmen?«

Patient: (Austauschbares Arsenal an Ausreden mit der Schlussaussage:) »Na ja ... eigentlich noch gar nicht ...«

(Therapeut beißt in die Tischplatte.)

Bei meinen ersten Patienten mit diesem Krankheitsbild hätte ich fast jedes Mal ausrasten können. Sehr häufig zeigte sich mir das gleiche Bild: vage Planung, Verfolgen der Planung und Umsetzung fast null. Mit der Zeit habe ich mich daran gewöhnt, dass dies zu diesem Krankheitsbild dazugehört. Also habe ich mir angewöhnt, meine Patienten immer wieder zu nerven, bis sie ins »Machen« kommen.

Jetzt ist es nur so, dass Sie keinen Therapeuten an Ihrer Seite haben, der das für Sie übernimmt. Sie müssen sich – verzeihen Sie den Ausdruck – selbst in den Arsch treten, damit etwas passiert.

Und da kommt die Selbstverpflichtung ins Spiel:

Überlegen Sie nicht nur, was Sie machen wollen, sondern auch direkt, wie, wo und WANN Sie es machen wollen (und das Wann sollte nicht in zu ferner Zukunft liegen!).

Sehen Sie sich die Tabellen in Material 8 und 9 im Anhang an und versuchen Sie, die Seiten, soweit es geht, zu füllen.

Die »Schritte auf dem Weg dahin« könnten solche »banalen« Dinge wie Informationen im Internet sammeln sein (zum Beispiel die Frage: Welchen Schulabschluss brauche ich, um IT-System-Elektroniker zu werden, wo kann man so eine Ausbildung machen?). Aber auch schon so konkrete Dinge wie einen Termin beim BIZ machen, um sich beraten zu lassen, oder die Anmeldung für die Abendschule abzuschicken.

Die Liste soll Ihnen helfen, wieder Ziele im Leben zu finden, denn diese sind der Motor in unserem Leben. Material 8 »Dinge, die Spaß machen« kann ganz akut helfen, Ihnen wieder Kraft fürs alltägliche Leben zu geben und Ihr Bild vom Real Life zu verbessern. Vor allem Ihr Bild von sich selbst im Real Life. Wählen Sie das »Wann« wenn irgendmöglich innerhalb dieser Woche! Vielleicht sogar noch heute???

In der Klinik verwenden wir mit unseren Patienten ein ähnliches Material. Ich zeige Ihnen zwei Beispiele davon. Eins am Anfang der Therapie, eins am Ende.

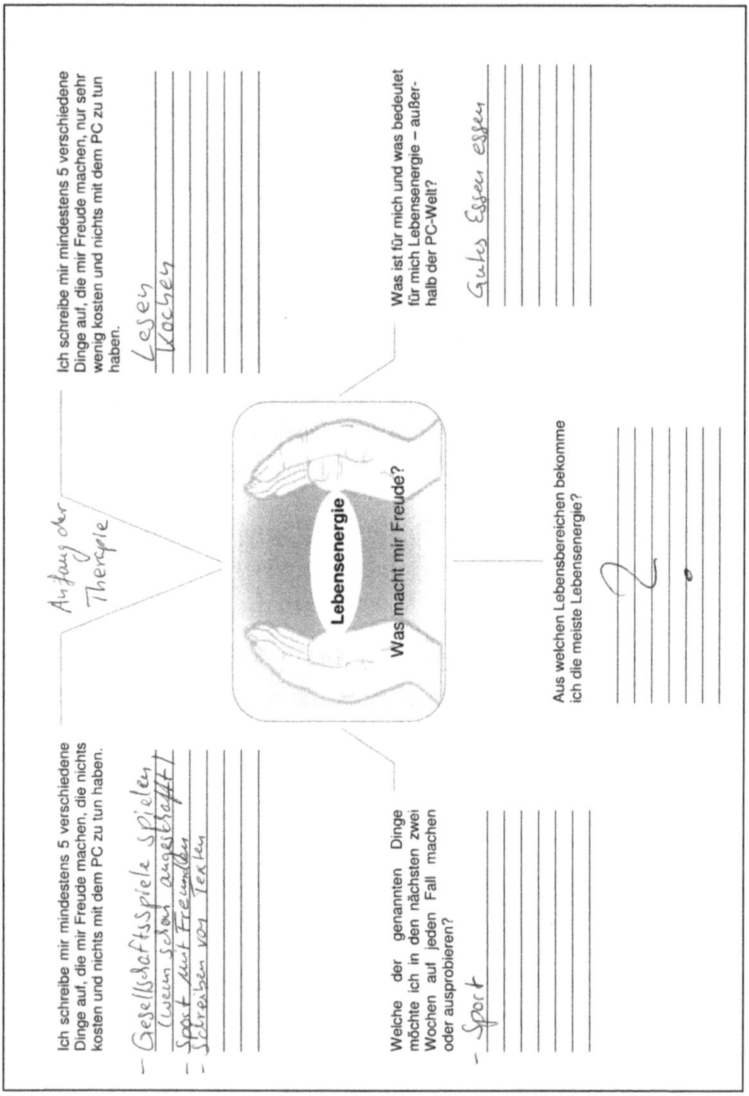

Abbildung 17: Anfang der Therapie

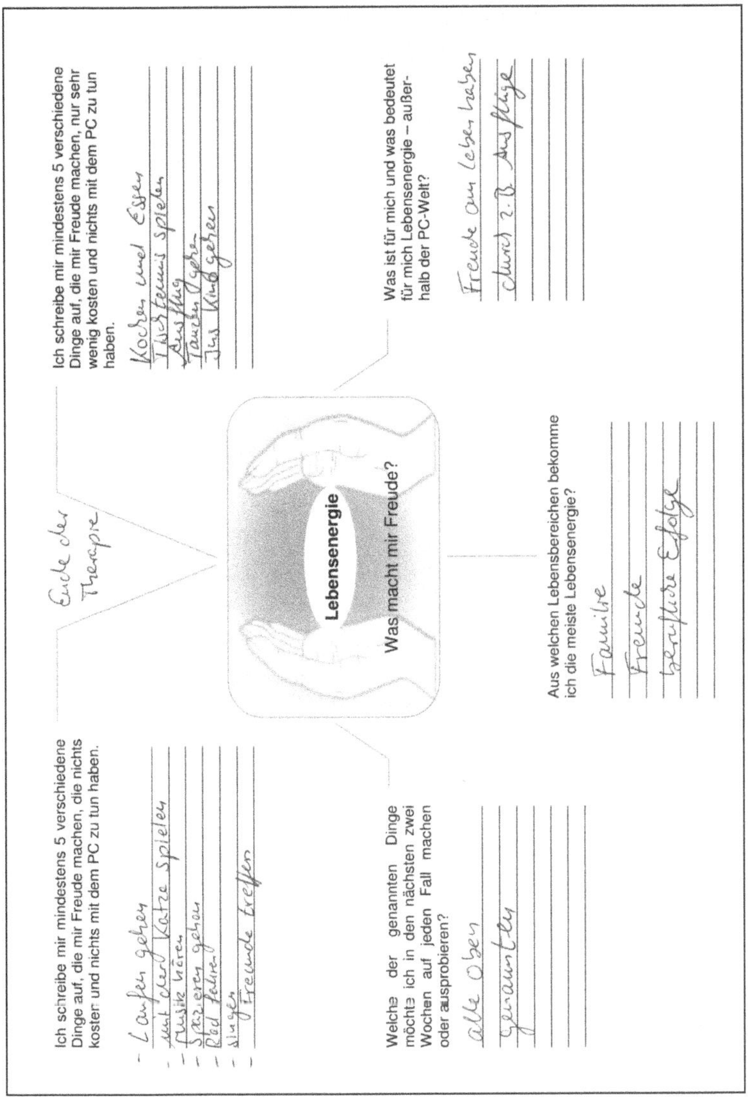

Abbildung 18: Ende der Therapie

- ***Lassen Sie sich nicht entmutigen! Gerade am Anfang kann es sehr schwer sein, etwas aufs Blatt zu bekommen, aber MACHEN Sie einen Anfang! Ziel ist es, das Blatt nach und nach zu füllen.***

Einen Tagesplan erstellen

- ***Lassen Sie es nicht bei einzelnen Aktionen. Überführen Sie die Handlungen aus Material 8 in eine Regelmäßigkeit.***

Was den meisten unserer Patienten extrem gut tut, ist die vorgegebene Struktur in unserer Klinik. Sie haben einen Tagesplan mit Aktivitäten. Sie haben etwas zu tun, die Regelmäßigkeit hilft bei der Tagesgestaltung.

Sie sind nicht in einer Klinik. Sie müssen sich Ihren Tagesplan selbst erstellen. Also: Auf geht's! Nehmen Sie einen Zettel und einen Stift zur Hand und legen Sie los.

- ***Erstellen Sie einen Tagesplan!***

Verwenden Sie alles, was Sie sich bisher in diesem Kapitel erarbeitet haben, um den Plan zu füllen. Setzen Sie sich aber auch klare Rahmenbedingungen, wie zum Beispiel feste Essenszeiten. Wir haben von unseren Patienten gelernt, dass ihnen diese Art von fester Struktur sehr gut tut und ihnen hilft, ihr Leben wieder in den Griff zu bekommen.

Ein Beispiel:

09.00	Aufstehen
09.15	Duschen, Morgenhygiene
09.45	Frühstück (NUR Frühstück, keine Medienberieselung nebenbei)
10.15	Zeit für Bewerbungen schreiben, Stellenanzeigen durchsehen, Termine ausmachen, Post durchsehen und bearbeiten etc.
11.00	Übungen machen (Bauch, Rücken)
11.30	Lesen

12.00	zu den Eltern gehen, beim Essen zubereiten helfen, mit ihnen Mittagessen, noch etwas Zeit mit ihnen verbringen
15.00	Musik machen, hören
16.00	Haushalt
17.00	Bewegung: Spazierengehen, ein paar Bahnen im nahen Schwimmbad ziehen, Joggen gehen …
18.30	Abendessen zubereiten, dabei nicht fernsehen!
Ab 19.30	Freizeit: Einen Film sehen, mit Freunden was unternehmen, lesen, Spieleabend oder Ähnliches

Spätestens 23.00 ins Bett gehen

Gestalten Sie sich Ihren Plan nach Ihren Vorstellungen. Versuchen Sie dabei, Pflichten und Angenehmes ausgewogen zu verteilen. Passen Sie den Plan nach den Tagesgegebenheiten an. Wenn Sie unter der Woche arbeiten gehen, sieht der Plan natürlich ganz anders aus als am Wochenende. Von außen ist dann unter der Woche schon einiges an Struktur vorgegeben. Aber auch am Wochenende tut Struktur gut!

Dabei muss der Plan natürlich flexibel sein und darf gegebenenfalls verändert werden. Wenn es keine besonderen Gründe gibt, versuchen Sie aber, ihn so gut wie möglich einzuhalten. Sie werden merken, dass dies einen gewissen Halt gibt. Mit der Zeit kommt auch Zufriedenheit mit sich selbst dazu, da Sie so wirklich auch einiges erledigt bekommen, das zuvor wegen des hohen Internetkonsums liegen blieb.

Gerade für die Anfangsphase, wenn Sie versuchen, Ihr Leben wieder in den Griff zu bekommen, gilt:

- ***Alles, was Struktur gibt, ist hilfreich!***

Eine andere Möglichkeit besteht darin, mit sogenannten Zeitkuchen zu arbeiten. Den können Sie sich selbst ganz leicht erstellen: Malen Sie einen großen Kreis. Oder verwenden Sie Material 10 und 11 im Anhang. Das ist Ihr Zeitkuchen. Jetzt unterteilen Sie den Kuchen in Kuchenstücke. Wie viel Zeit wird wofür aufgewandt?

Am besten erstellen Sie zwei Zeitkuchen: Auf dem ersten zeichnen sie ein, wie Ihre Zeit bisher verteilt war. Computer/Handy/Internet wird wahrscheinlich einen ziemlich großen Raum einnehmen.

Dann einen zweiten, wie die Zeit in Zukunft aufgeteilt werden soll. Versuchen Sie, Ihren Plan auf Realisierbarkeit zu überprüfen! Der Tag hat nur 24 Stunden!

Eigene Fähigkeiten und Stärken (wieder-)entdecken

Machen Sie sich doch einmal klar, was Sie im Internet alles gut können. Wenn Sie ein bisschen nachdenken, fällt Ihnen da sicher etwas ein. Orientieren Sie sich ruhig an der Übung »In der virtuellen Welt bin ich« aus Kapitel 1. Listen Sie Ihre Fähigkeiten auf. Ich vermute, da stehen Dinge wie:

- Kann gut mit anderen Kontakt aufnehmen
- Kann eine Führungsposition einnehmen (im Chat, im Spiel)
- Bin reaktionsschnell
- Gute Englischkenntnisse
- Kann programmieren
- Und vieles mehr

Führen Sie sich Ihre Fähigkeiten aus dem virtuellen Leben vor Augen. Auch wenn Sie diese im realen Leben bisher vielleicht wenig eingesetzt haben, so sind es doch Fähigkeiten, die Sie größtenteils auch dort gut gebrauchen können. Trauen Sie sich, sie in realen Bezügen auszuprobieren. Ich würde Ihnen gerne Mut dazu zusprechen: Bei unseren Patienten können wir immer wieder beobachten, wie sie sich anfangs gar nicht vorstellen können, dass sie diese Fähigkeiten auch im Real Life einsetzen können. Ein Klassiker ist dabei: »Der Gildenleader wird zum Gruppensprecher.«

Viele unserer Patienten hatten in ihrem Spiel eine Führungsposition inne. Dort haben sie große Gruppen von über fünfzig Leuten organisiert, angeleitet, zwischen Streithähnen vermittelt und vieles mehr. Wenn ich ihnen dann vorschlage, diese Fähigkeiten auch bei uns auszuprobieren und das Amt des Gruppensprechers zu übernehmen, dann sind sie anfangs ziemlich verblüfft und trauen sich dies gar nicht zu. Mit der Zeit und viel Ermutigung merken sie aber: Es geht! All diese Fähigkeiten sind übertragbar, und ich kann sie auch in der Realität anwenden!

Es ist immer wieder eine Freude, dies zu beobachten. Machen Sie sich selbst diese Freude!

Es kann Ihnen auch helfen, die passenden Aktivitäten zu finden, wenn Sie sich Ihre Stärken klarmachen. Und vielleicht finden Sie auch ein paar Stärken, die im Real Life schon da sind oder mal da

Hier ein typisches Beispiel eines Patienten:

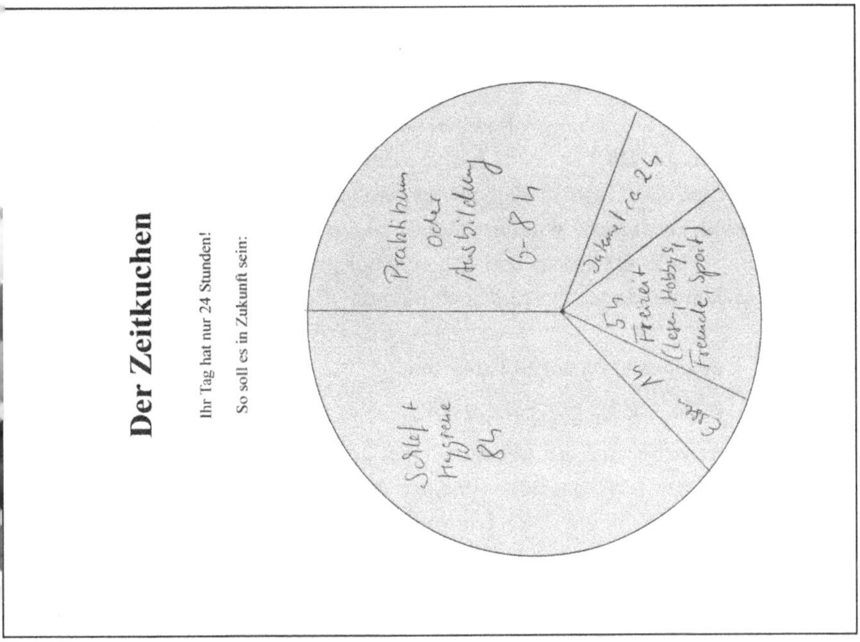

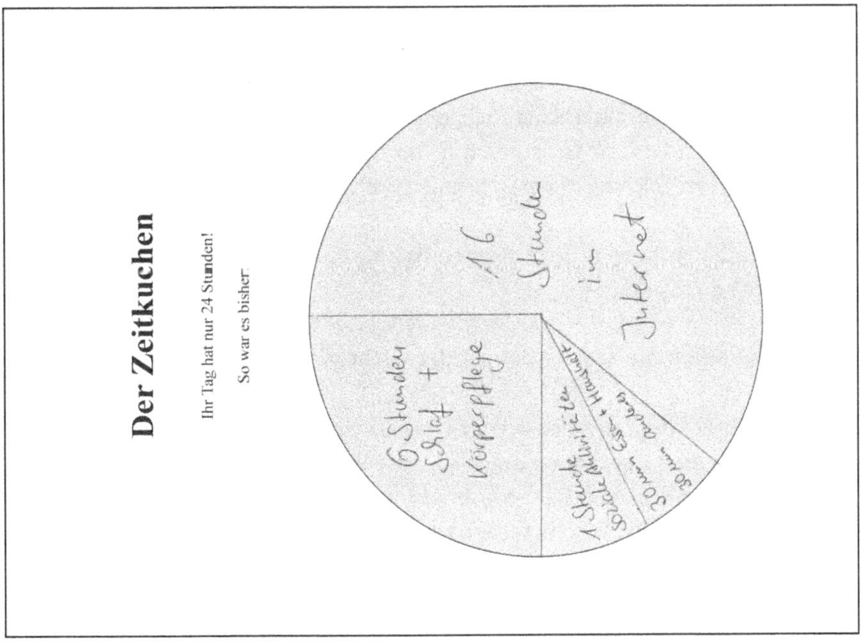

Abbildungen 19 und 20: Zeitkuchen eines Patienten

waren. Geben Sie sich und Ihrem Real Life eine Chance! An unseren Patienten sehen wir: Es lohnt sich!

E-Mail eines ehemaligen Patienten:

Nachdem Du solange ohne Nachricht von mir geblieben bist, wird es Zeit, mit Dir kurz zu teilen, wie erfüllt und großartig mein Leben jetzt ist. Die Tage in Münchwies haben mich aufgestellt für spannende Erlebnisse, wunderschöne Zeiten mit meiner Familie und auch große Erfolge in der Arbeit. Endlich kann ich meine eigenen Stärken wieder sehen und auch nutzen!

E-Mail eines ehemaligen Patienten:

Nachdem ich die ersten fünf Wochen zu Hause gut hinter mich gebracht habe, mal ein Lebenszeichen an euch :-). Mir geht es jetzt richtig gut. Ich habe neben meiner Arbeit auch abends viel zu tun. Ich habe meine Band, ich bin in der Selbsthilfegruppe, beim Volleyball und in der Nachsorge.
Am Wochenende bin ich unterwegs mit alten Freunden oder auch mit den Menschen, die ich nach und nach kennenlerne.
Bei der Arbeit habe ich bereits viele neue Freundschaften geschlossen, mit denen ich auch schon einiges unternommen habe. Kino, Schwimmbad oder einfach mal spazieren gehen. Es macht mir sehr viel Spaß, auch ohne Internet zu leben.
Auch meine alltäglichen Sachen, die ich ja größtenteils gar nicht mehr im Griff hatte, laufen wie von selbst.
Ich muss mich nicht daran erinnern, ich mach es einfach.

Wenn Sie anfangen, Ihre eigenen Stärken wiederzuentdecken, dann gehört dazu auch:

- ***Seien Sie sich selbst wieder wichtig!***

Das fängt beispielsweise bei der Körperhygiene an. Es mag sein, dass Sie in letzter Zeit kaum draußen waren und so dachten: »Es spielt doch keine Rolle, ob ich geduscht bin oder nicht, es sieht mich doch eh keiner!« Von diesem Gedanken würde ich Sie gerne abbringen! Kümmern Sie sich wieder um sich selbst. Seien Sie es sich wert! Sie werden dann mit der Zeit merken, wie es sich auf Ihren inneren Selbstwert auswirken wird, wenn Sie sich auch wieder um Ihr Äußeres kümmern.

Berufliche Zukunft planen

Für viele Onlinesüchtige steht eine berufliche Neuorientierung an. Nicht selten auch erstmals überhaupt eine Orientierung, wo es denn beruflich hingehen soll.

Auch dabei gilt es wieder, sich klarzumachen, wo Ihre Stärken sind. Und die sind nun mal häufig bei Onlinesüchtigen im Bereich Medien/Computer.

Zu gefährlich? Einen Job in dem Bereich müssen Sie sich abschminken? Nicht unbedingt! Eigentlich wäre es ja schade, wenn Sie auf Ihren Kenntnissen und Fähigkeiten nicht aufbauen könnten. Ein gewisses Risiko birgt das natürlich schon, denn die Griffnähe zum Internet und damit dem problematischen Medium ist natürlich gegeben. Wir haben aber die Erfahrung gemacht, dass viele Betroffene sehr gut trennen können zwischen einer beruflichen Anwendung und der bisher problematischen Freizeitaktivität im Internet.

Christoph A. ist ein 23 Jahre junger Mann, der medizinische Informatik studiert. In letzter Zeit aber nur noch auf dem Papier, denn zu einer Vorlesung war er schon lange nicht mehr. Stattdessen zockt er mit Onlinefreunden bis zu 16 Stunden am Tag einen Onlineshooter. Sein Clan ist extrem erfolgreich, und er hat einen großen Anteil daran. Zu den letzten Prüfungen ist er nicht angetreten, er hatte einfach keine Zeit zu lernen. Wenn er mit seinen Eltern telefoniert, dann belügt er diese. Im Studium laufe alles super, er sei kurz vor dem Ende. Das Lügenkonstrukt wird immer schwerer aufrechtzuerhalten. Als schließlich die Exmatrikulation droht, wird ihm klar, was er angerichtet hat. Er geht zum Arzt, erzählt hier erstmals seit Jahren die Wahrheit. Danach fühlt er sich sehr erleichtert, aber auch ernüchtert. Denn auch sich selbst hat er in den letzten Jahren etwas vorgemacht. Immer wieder hat er sich gesagt: »Ich schaffe das schon noch.« Jetzt schonungslos der Wahrheit ins Auge zu sehen, tut weh. Von dem Arzt lässt er sich in eine stationäre Therapie vermitteln. Nach langem Hin und Her entschließt er sich, auch mit seinen Eltern reinen Tisch zu machen. Diese sind erst einmal geschockt, sichern aber schließlich Unterstützung zu. In der Therapie entschließt er sich schweren Herzens, vom Spiel Abschied zu nehmen. Er geht noch einmal ins Spiel hinein und verabschiedet sich von seinem Clan. Bis auf einen, der ihn zum Weiterspielen überreden will, stößt er für ihn überraschend auf viel Verständnis. Bei einem Patientenehemaligentreffen berichtet Christoph uns, dass einer seiner Mitspieler im Nachhinein so nachdenklich wurde über seine eigene

Lebenssituation, dass er auch aus dem Spiel ausgestiegen ist. Das Studium hat Christoph wieder aufnehmen können. Hierzu arbeitet er aber sehr viel am Computer und ist sich der Gefahr, die davon ausgeht, sehr bewusst. Als Sicherheitsmaßnahme hat er sich zum Beispiel einen Arbeitsplatz an einem Stehpult eingerichtet. So melden ihm alleine schon seine Beine, dass er jetzt schon wieder eine ganze Zeit am Rechner ist und mal wieder etwas anderes tun sollte. Auch hat er das Betriebssystem auf Linux geändert, da hierauf sein Spiel nicht läuft.

Wenn Sie wirklich in einem Beruf mit solcher Griffnähe zum Internet und ständigem Umgang mit dem Computer arbeiten wollen, dann empfehle ich Ihnen, Sicherheitsmaßnahmen zu treffen. Sehen Sie sich hierzu nochmals den Abschnitt »Hintertürchen zumachen« auf S. 90 an. Entwickeln Sie darauf aufbauend eigene für Ihre Situation passende Ideen zum Selbstschutz. Christoph hat das geholfen, fertigstudieren zu können und heute seinen Traumberuf auszuüben.

- ***Abraten würde ich Ihnen aber ganz klar von »Pro-Gamer«, Spieleentwickler und Chatadministrator.***

Das ist dann doch zu nah dran!

Beispielsweise auf den Seiten der Bundesagentur für Arbeit findet man Onlinetests zur Berufswahl. Noch besser ist natürlich ein persönlicher Termin im Berufsinformationszentrum (BIZ). Aber auch von zu Hause aus kann man sich im www über eigentlich jeden Beruf genauer informieren und so eine Idee bekommen, in welche Richtung es gehen könnte.

Einerseits geht es ums Geldverdienen, um sich andere Träume wie Reisen oder das Gründen einer Familie leisten zu können. Andererseits kann ein Job auch sinnstiftend sein, wenn es denn der Richtige ist.

Wir haben die Erfahrung gemacht, dass Onlinesüchtige oft Menschen mit hoher Intelligenz und vielfältigen – aber leider meist völlig brachliegenden – Fähigkeiten sind.

- ***Machen Sie etwas aus sich!***

Entspannung, Achtsamkeit, Genießen

Ein wichtiger Punkt ist, wieder Freude an den kleinen Dingen im Real Life zu entwickeln.

Vielleicht gilt dies irgendwann nicht mehr, wer weiß, wie der technische Fortschritt aussieht: Aber noch kann die virtuelle Welt weder Geschmack noch Geruch bieten. Und auch der Tastsinn wird nicht angesprochen. Diese sinnlichen Erfahrungen sind nur im Real Life möglich. Dazu gehört aber, seine Wahrnehmung hierfür zu schulen. Dinge achtsam zu tun, das heißt bewusst wahrzunehmen und dies auch auszukosten.

Onlinesüchtige sind oft multitaskingfähig. Sie spielen ein Computerspiel, chatten dabei und sehen manchmal noch zusätzlich ihre Lieblingsserie. Und das alles gleichzeitig. Totale Berieselung – aber mit Genuss hat das nicht viel zu tun! Wenn Sie ein aufmerksamer Leser sind, dann haben Sie es schon an anderen Stellen bemerkt: Mir ist es wichtig, Ihnen zu vermitteln, dass es viel schöner ist, Dinge in Ruhe und bewusst zu tun. Dazu gehört zum Beispiel, beim Essen einfach mal nur zu essen. Zu schmecken. Zu riechen. Zu sehen (das Auge isst mit). Da hat man doch eigentlich schon genug zu tun. Ich weiß, es ist am Anfang gewöhnungsbedürftig, nicht den Fernseher, das Radio oder den Rechner parallel laufen zu lassen. Aber glauben Sie mir (und probieren Sie es einfach aus): Es ist ein Zugewinn an Lebensqualität, Dinge achtsam zu tun.

Wie oft haben Sie schon eine ganze Tafel Schokolade nebenbei in sich hineingestopft? Und hinterher bleibt kaum eine Erinnerung an den Geschmack?

Hier ein paar einfache Übungen:

Lassen Sie ein Stück Schokolade langsam auf der Zunge zergehen und nehmen Sie den tollen Geschmack bewusst wahr.

Wie gut eine Tasse Kaffee (oder Tee) schmecken kann, merkt man erst, wenn man sie bewusst genießt und nicht so nebenbei beim Chatten runterstürzt.

Spüren Sie, wie viele Sinneseindrücke man bei einem Spaziergang bekommen kann: die Sonne auf der Haut, das Rauschen des Windes in den Blättern, der Duft von Blumen.

Gönnen Sie Ihrem Real Life (und damit sich selbst) wieder Lebensqualität!

Auch richtig zu entspannen will gelernt sein. Waren Sie nicht zur Entspannung stundenlang im Internet? Um mal von den Alltagssorgen abzuschalten? Hat wahrscheinlich funktioniert, solange Sie online waren. Aber haben Sie sich danach entspannt gefühlt? Ich würde vermuten: nein.

Alleine die Übungen zum bewussten Wahrnehmen sind schon hilfreich zur Entspannung. Aber natürlich gibt es auch gezielte Entspannungsmethoden.

Sicherlich haben Sie schon einmal von autogenem Training gehört. Vielleicht auch vom Entspannungstraining nach Jacobsen. Nicht selten bezahlen Krankenkassen auf Anfrage entsprechende Kurse. Für den Anfang können es aber auch Ruhebilder tun. Hierbei stellen Sie sich in Gedanken einen Ort vor. Das darf ein real existierender Ort sein, an dem Sie schon einmal waren und an dem Sie sich richtig wohlgefühlt haben. Bei mir ist das beispielsweise eine Klippe über dem Meer, unter mir die Brandung. Sie können aber auch Ihrer Phantasie freien Lauf lassen. Und nun begeben Sie sich in Gedanken dorthin und verweilen dort einfach mal fünf Minuten. Und genießen! Wie ein Kurzurlaub, oder?

Es geht mir darum, Ihren »Energiekelch« aufzufüllen. Dinge in Ihr Leben zu integrieren, die Ihnen Kraft für die alltägliche Lebensgestaltung geben. Bei aller Liebe zum Medium Internet: Ich glaube, diese Funktion hatte Ihr Onlinegebrauch schon lange nicht mehr!

Notfallkoffer

Zur Prävention eines Rückfalls gibt es kurzfristige und langfristige Maßnahmen. Langfristige Maßnahmen sind generelle Umstellungen in Ihrer Lebensweise, die zu größerer Lebenszufriedenheit führen, so dass die problematische Aktivität nicht mehr gebraucht wird. In den vorangegangenen Kapiteln ging es um genau diese Maßnahmen.

Kurzfristige Maßnahmen sollen jetzt sofort verfügbar sein und jetzt sofort helfen.

Was tun, wenn »Chatdruck«, »Surfdruck«, »Spieldruck« kommt? Also das Verlangen, die ehemals exzessive Aktivität wieder aufzunehmen? Ausgelöst wird dieser Druck meistens durch sogenannte Trigger: Ein Onlinebekannter nimmt wieder Kontakt zu Ihnen auf und schildert Ihnen, dass Ihr altes Lieblingsforum ohne Sie vollkommen den Bach runtergegangen ist. Sie fehlen einfach! Im Fernsehen sehen Sie eine Reklame für eine brandneue Erweiterung Ihres ehemaligen Lieblingsspiels. In den Nachrichten im Radio geht es um ein Thema, zu dem Sie früher exzessiv recherchiert haben, und sie merken, dass sie nicht mehr auf dem Laufenden sind.

Dann helfen Ihnen viele der oben beschriebenen Aktivitäten kurzfristig nicht. Wenn Sie Montagmorgen den Druck verspüren, jetzt sofort Ihre exzessive Onlineaktivität wieder aufzunehmen, dann hilft es Ihnen akut nicht, dass am Donnerstagabend Volleyballtraining ist. Sie brauchen etwas »kurzwirksameres«.

Erstellen Sie einen Notfallkoffer.

Dies ist ein symbolischer Koffer, in den Sie all das hineintun, was Ihnen in so einer schwierigen Situation helfen kann.

Zum Beispiel gehört da die Telefonnummer eines Freundes oder Verwandten hinein, den Sie vorher eingeweiht haben. Dem Sie nicht lange etwas erklären müssen, sondern der weiß, dass es jetzt darum geht, Sie schnell auf andere Gedanken zu bringen.

Zwar hilft Ihnen Volleyball in drei Tagen jetzt nicht, sich die Laufschuhe zu schnappen und direkt loszulaufen (aus der Situation wegzugehen), kann aber eine sehr gute Idee sein. So manche Aktivitäten aus den vorangegangenen Seiten können auch für Ihren Notfallkoffer hilfreich sein, wenn Sie auch kurzfristig ausführbar sind.

Meine Patienten sind sehr kreativ bei der Gestaltung ihrer individuellen Notfallkoffer. Da kann zum Beispiel eine Liste mit all dem Schaden, die die exzessive Onlineaktivität angerichtet hat, enthalten sein. Oder aber eine Liste mit allem, was besser geworden ist seit der Veränderung. Mit den Zielen und Plänen, die nur zu verwirklichen sind, wenn Sie stabil von der exzessiven Onlineaktivität wegbleiben.

Weitere Ideen:

- Auf die Umgebung konzentrieren (siehe Achtsamkeit) und damit auf andere Gedanken kommen
- Situation verlassen
- eine zielgerichtete Aktivität beginnen, zum Beispiel Hausarbeit (klingt blöd, ich weiß, hat aber schon vielen Patienten geholfen: ist »immer verfügbar«, man sieht einen schnellen Erfolg, man ist gut abgelenkt)
- Einsatz einer Entspannungstechnik (siehe Ruhebilder)

Jede Maßnahme, die Sie akut auf andere Gedanken bringt, ist gut. Jede nicht schädliche Maßnahme! Sich besinnungslos zu betrinken und darüber in ein anderes (Alkohol-)Problem zu rutschen, ist beispielsweise keine gute Idee!

Das Schlusswort hat ein ehemaliger Patient

Zum Abschluss noch eine E-Mail eines ehemaligen Patienten. Natürlich bekommen wir auch E-Mails von Patienten, die rückfällig geworden sind. Wir versuchen, sie dann über Antwort-E-Mails wieder in eine qualifizierte Hilfe zu leiten. Oft bekommen wir aber positive Rückmeldungen, die uns ermutigen, mit unserer Arbeit weiterzumachen. Und so hoffe ich, dass diese E-Mail auch Sie ermutigt!

Kommen Sie zurück ins Real Life!
Es lohnt sich!

E-Mail eines ehemaligen Patienten:

Mir geht es sehr gut, konnte meine Fortschritte bis jetzt sehr gut halten. Chatten und Computerspiele sind kein Thema mehr und auch den regelmäßigen Sport konnte ich beibehalten (gehe immer noch wie in der Klinik regelmäßig joggen). Meine allgemeine Lebensqualität hat sich spürbar verbessert.
Die Nachsorge läuft gut, ich fühle mich aufgehoben und kann an die Themen in der Klinik anschließen.
Mein Umfeld hat meinen Wandel sehr positiv aufgenommen, es wird mir viel Hilfe angeboten (Mitfahrmöglichkeit zu Freizeitaktivitäten und bei der Renovierung meiner Wohnung).
Apropos, aus meiner Computerhöh(l)le ist ein richtiger Wohnraum geworden.
Ich glaube, dass ich durch mein neues Lebensgefühl auch meinen Bruder inspirieren konnte, seinen Umgang mit dem Internet – und vor allem mit sich selbst – zu überdenken.
Ich merke, dass ich am Ball bleiben muss, da sich sonst sehr schnell wieder depressive Gedanken breitmachen und Ängstlichkeit auftaucht, aber mit dem aktuellen Wochenplan wird mir dies gelingen.
Meine Jobsuche war bis jetzt noch nicht erfolgreich, ich lasse mich aber nicht entmutigen und bin zuversichtlich, bis zum Sommer etwas zu haben.
Im Nachhinein kann ich euch nur danken, vor der Reha hätte ich das alles nicht für möglich gehalten. Ein bisschen bin ich aber auch stolz auf mich, denn letztendlich habe all das – wenn auch mit eurer Hilfe – ich geschafft! Mein Leben macht so wieder viel mehr Spaß!

In diesem Sinne:

Nehmen Sie Ihr Schicksal selbst in die Hand!
Lassen Sie sich Ihren Alltag nicht von einer Maschine diktieren!
Leben Sie Ihr Leben!

Weitere Informationen und Material

Weiterführende Literatur

Petry, J: Dysfunktionaler und pathologischer PC- und Internet-Gebrauch. Hogrefe 2010 (beleuchtet kulturhistorische und medienpsychologische Hintergründe).

Petry, J. (Hg): Differentielle Behandlungsstrategien bei pathologischem Glücksspielen. Lambertus 2013 (mit einem Kapitel des Autors zur Behandlung von Glücksspielern mit pathologischem PC-/Internet-Gebrauch).

Schuhler, P.; Vogelgesang, M.: Abschalten statt Abdriften. Beltz 2011 (als Begleitbuch zu einer ambulanten Therapie gedacht).

Schuhler, P.; Vogelgesang, M.: Pathologischer PC- und Internetgebrauch. Hogrefe 2012 (eher für Behandler als Therapieanleitung gedacht, aber auch mit vielen interessanten Hintergrundinformationen für Betroffene).

Schuhler, P.; Sobottka, B.: Pathologischer PC-/Internet-Gebrauch bei Patient/Innen der stationären psychosomatischen und Suchtrehabilitation. Pabst 2013. (Wissenschaftliche Vergleichsstudie).

Hilfreiche Adressen

Eine Auswahl qualifizierter Kliniken für Onlinesucht:

AHG Klinik Münchwies, Turmstr. 50-58, 66540 Neunkirchen (für erwachsene Betroffene)

AHG Klinik Schweriner See, Am See 4, 19069 Lübstorf (Erwachsene)

AHG Klinik im Odenwald, Ernst-Ludwig-Straße 101, 64747 Breuberg-Sandbach (ab 16 Jahren)

AHG Klinik für Kinder und Jugendliche Beelitz-Heilstätten, Paracelsus-Ring 8, 14547 Beelitz-Heilstätten (für 14–18 Jahre)

AHG Kliniken Daun, Schulstr. 6, 54550 Daun (Erwachsene)

Teen Spirit Island, Janusz-Korczak-Alleee 12, 30173 Hannover (Kinder und Jugendliche)

Eine kleine Auswahl erster Anlaufstellen bei Onlinesucht:

Ambulanz für Spielsucht Mainz, Untere Zahlbacher Straße 8, 55131 Mainz

Lost in Space, Wartenburgstraße 8, 10963 Berlin-Kreuzberg

Caritasverband Mannheim e.V., Suchtberatung D 7,5, 68159 Mannheim

Fachstelle Sucht Karlsruhe, Karlstraße 61, 76133 Karlsruhe

Nidro Speyer/Germersheim, Trommelweg 11B, 76726 Germersheim

Suchthilfe Aachen, Hermannstr. 14, 52062 Aachen

Real Life Kassel, Frankfurter Str. 78a, 34117 Kassel

Return – Fachstelle Mediensucht, Kirchröder Str. 46, 30559 Hannover

Space Limit, Johannisstr. 91, 49074 Osnabrück

Eine Auswahl bestehender Selbsthilfegruppen:

Für Betroffene:

Logout Mannheim Kontakt: naina-schwab@gmx.de

Away from real life Köln: www.afrl.de

SOS Aachen: www.sos-aachen.de

Für Angehörige:

Mannheim: Klicks für Eltern Kontakt: beate.doerflinger@caritas-mannheim.de

Würzburg: Angeleitete Gruppe für Angehörige Psychosoziale Beratungsstelle für Suchtprobleme, Röntgenring 3, 97070 Würzburg Tel.: 0931 / 386 59 180

Eine sehr gute Übersicht für erste Anlaufstellen und Selbsthilfegruppen findet sich auf der Internetseite des Fachverbandes Medienabhängigkeit: http://www.fv-medienabhaengigkeit.de

Weitere nützliche Internetadressen:

www.onlinesucht.de: virtuelle Selbsthilfegruppen für Angehörige und Betroffene

www.rollenspielsucht.de: Selbsthilfeportal betroffener Eltern

www.klicksafe.de

www.get-offline/computersucht.de (im Aufbau)

www.herolymp.de

Material zum Ausfüllen

Material 1

In der virtuellen Welt bin ich…

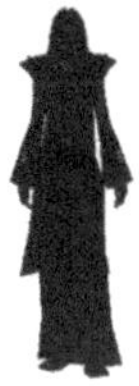

Material 2

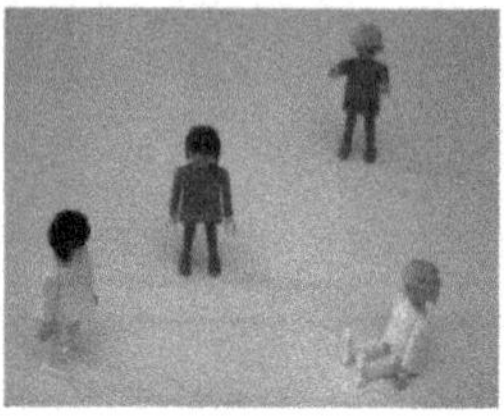

In der realen Welt bin ich…

Material 3

Kurzscreening zur virtuellen Bindung (KVB)

Der Umgang mit dem Medium PC/Internet kann zu einem ernsthaften Problem werden. Durch die Beantwortung von fünf Fragen lässt sich abschätzen, ob bei Ihnen ein Risiko besteht, dass sich daraus Nachteile und Schwierigkeiten für Sie entwickeln.

A Wie viele Stunden verbringen Sie circa (außerhalb von beruflichen und/oder schulischen Verpflichtungen) am PC/im Internet in der Woche?

☐☐☐ Stunden pro Woche

B Bitte schätzen Sie ein, ob folgende Aussagen auf Sie zutreffen:

1. Beim Spielen/Chatten/Surfen/Streamen erhalte ich viel Anerkennung!

   O Richtig

   O Falsch

2. Mit dem Spielen/Chatten/Surfen/Streamen verhindere ich Langeweile!

   O Richtig

   O Falsch

3. Mit dem Spielen/Chatten/Surfen/Streamen kommen meine Fähigkeiten zur Geltung!

   O Richtig

   O Falsch

4. Beim Spielen/Chatten/Surfen/Streamen habe ich wichtige und intensive Kontakte, ohne die Personen bisher getroffen zu haben!

   O Richtig

   O Falsch

Material 4_1

Kurzfragebogen zu Problemen beim Computergebrauch (KPC)

Alter: ______________ Name: ______________________________

Geschlecht: ______________ Datum: ______________________________

Sie finden in der Folge einige Aussagen zur Benutzung eines PC zum Spielen (Gaming), Chatten und Surfen im Internet. Bitte beurteilen Sie zu jeder dieser Aussagen, ob diese auf Sie entweder „gar nicht", „eher nicht zutrifft", „eher zutrifft" oder „genau zutrifft". Machen Sie nur ein Kreuz in das entsprechende Kästchen. Beziehen Sie Ihre Antwort auf einen Zeitpunkt, in dem Sie den PC am häufigsten benutzt haben.

Ich habe den PC vorwiegend benutzt zum: Spielen / Chatten / Surfen (bitte unterstreichen)

Der Bezugszeitpunkt liegt im Jahr .... Damals war ich ungefähr .... Stunden wöchentlich online.

		trifft gar nicht zu (0)	trifft eher nicht zu (1)	trifft eher zu (2)	trifft genau zu (3)
01	Beim Spielen/Chatten/Surfen vergesse ich alles andere um mich herum.				
02	Ich kann mir mein Leben ohne Spielen/Chatten/Surfen gar nicht mehr vorstellen.				
03	Meine Angehörigen/Freunde dürfen nicht wissen, wie viel Zeit ich am Computer verbringe.				
04	Das Spielen/Chatten/Surfen hat mir geholfen, meine Alltagssorgen zu vergessen.				
05	Nach dem Spielen/Chatten/Surfen hatte ich manchmal ein schlechtes Gewissen.				
06	Ich benutze Ausreden, um mein Spielen/Chatten/Surfen zu rechtfertigen.				
07	Ich schaffe es nicht, das Spielen/Chatten/Surfen längere Zeit einzustellen.				
08	Durch das Spielen/Chatten/Surfen habe ich Probleme mit meinen nahen Angehörigen bekommen.				
09	Durch mein Spielen/Chatten/Surfen hat meine Arbeitsleistung gelitten.				
10	Beim Spielen/Chatten/Surfen befinde ich mich in einer ganz anderen Welt.				
11	Durch das Spielen/Chatten/Surfen habe ich meinen Körper vernachlässigt.				
12	Durch mein Spielen/Chatten/Surfen habe ich mich sozial immer mehr zurückgezogen.				
13	Ohne Spielen/Chatten/Surfen ist das Leben langweilig.				
14	Beim Spielen/Chatten/Surfen erhalte ich mehr Anerkennung als in der realen Welt.				
15	Ich glaube, dass ich wegen meines Spielens/Chattens/Surfens therapeutische Hilfe benötige.				
16	Ich habe schon ganze Nächte mit dem Spielen/Chatten/Surfen verbracht.				
17	Ich bin wegen meines Spielens/Chattens/Surfens schon von Verwandten/Freunden kritisiert worden.				
18	Das Spielen/Chatten/Surfen hat meine Bedürfnisse nach Zuwendung und Liebe erfüllt.				
19	Beim Spielen/Chatten/Surfen verliere ich jedes Zeitgefühl.				
20	Durch das Spielen/Chatten/Surfen habe ich meine sozialen Beziehungen vernachlässigt.				
	Summen:				
	Gesamtwert:				

Material 4_2

Auswertungsrichtlinien zum „Kurzfragebogen zu Problemen beim Computergebrauch“ (KPC)

Bei dem Kurzfragebogen zu Problemen beim PC-Gebrauch (KPC) handelt es sich um ein 20 Items umfassendes Screening-Verfahren zur Erfassung exzessiver Formen des Spielens, Chattens und Surfens im Internet. Die vierstufige Antwortmöglichkeit ergibt pro Einzelaussage einen Wert zwischen 0 und 3, so dass sich bei Addition der Einzelwerte ein Gesamtergebnis zwischen 0 und 60 Punkten ergeben kann.

Bisher liegen noch keine empirischen Daten über eine repräsentative klinische Gruppe und normale Vergleichsstichproben vor, so dass noch keine normbezogene Auswertung möglich ist. Eine klinische Vergleichsuntersuchung mit je 100 pathologischen PC-/ Internetgebrauchern, pathologischen Glücksspielern, Alkoholabhängigen und psychosomatisch Erkrankten ergab sehr gute testkonstruktive Eigenschaften (Reliabilität, Validität und Dimensionalität) auch im Vergleich mit der gleichzeitig eingesetzten „Compulsive Internet Use Scale (CIUS)“.

Als **Cut-off-Wert** zur Diagnose eines pathologischen PC-/Internetgebrauchs hat sich ein **Rohwert von 28** ergeben. Werte darüber erlauben eine sichere Screeningdiagnose im klinischen Vergleich mit den genannten Patientengruppen.

Material 5

Meine persönliche Liste schädlicher Folgen

-
-
-
-
-
-
-
-
-
-
-
-
-
-
-

Material 6

Konsequenzen \ **Verhalten**	Vergangenheit Online/Offline spielen, chatten, surfen	Zukunft Verzicht auf den krankhaften Gebrauch / nur noch funktionaler Gebrauch
kurzfristig	positive Aspekte und Wirkungen des Internetgebrauchs	Was würde Ihnen fehlen bei Reduktion/Verzicht?
langfristig	negative Folgen des Internetgebrauchs	Was würde besser werden bei Reduktion/Verzicht?

Material 7

Die Ampel

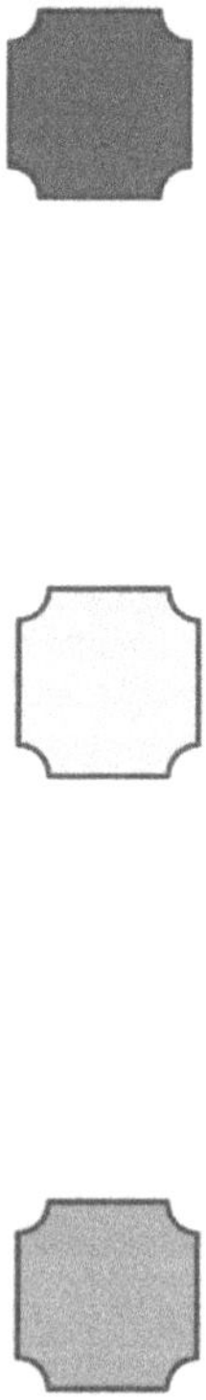

Material 8

Dinge, die Spaß machen und kurzfristig umgesetzt werden können	Wo	Wann	Notwendige Vorbereitungen

Material 9

Ziele Pläne für die Zukunft	Schritte auf dem Weg dorthin
	- - - -
	- - - -
	- - - -
	- - - -

Material 10

Der Zeitkuchen

Ihr Tag hat nur 24 Stunden!

So war es bisher:

Material 11

Der Zeitkuchen

Ihr Tag hat nur 24 Stunden!

So soll es in Zukunft sein: